孩子调好脾和肺 从小到大不生病

让孩子
不发烧 不咳嗽
不积食

指导家长用食疗和心理学方法

对症调整孩子常见病

罗大伦 ✚ **罗玲**

知名中医专家 中医诊断学博士

中央电视台《百家讲坛》特邀嘉宾

北京电视台《养生堂》栏目前主编

著

儿童教育专家

亲子、教育专栏作家

江西科学技术出版社

2018·南昌

愿大家受益更多

  有一天，我去当当网看我所出版图书的读者反馈。相当一部分读者好评给我带来了很大的震撼。大多数读者都反映，他们用了书中介绍的方法以后，改善了体质，并表达了深深的感谢之情。这实在太让我感动了。

  这上万条的读者留言，说明我写的这些书，确实给大家提供了一些帮助，让大家在自己和亲人身体出现问题的时候，能够找到一些行之有效的方法去解决。这就是我工作的意义。能给读者带来一些帮助，我觉得特别开心。

  如果有人问我，这辈子什么是真正有意义的事情。我觉得，把实实在在的健康知识分享给大家就是特别有意义的。这样的事我还会继续做下去。

  现在，这几本书出版也有三四年了。这几年，我又积累了新的经验，收获了新的知识，还收集到了来自各方读者提出来的反馈和需求。因此，我在原版基础之上，增加了一些之前书里没有的新内容来满足大家的需求，希望大家受益更多。

  改版后的这几本书，其实就是原作的升级版。我既希望它们能尽量满足大家的需求，又希望大家都能够继续学习中医知识，保护好自己和家人，成为全家人健康的守护神。

罗大伦

2018 年 1 月 24 日

不知医不为慈

作为一名中医诊断学博士，我心里一直有一个观点：保护孩子身心健康的人是父母，而非医生。有谁认为一个孩子是在医生的呵护下长大的呢？如果孩子天天吃药，就算平安长大了，身体通常也会很弱。

孩子生病了，医生就像"灭火器"一样，只能在关键的时候用药或采用别的医疗手段帮孩子渡过眼下的难关。父母们一定要记住，孩子的身体健康，绝对不是靠医生、药物来维持的，医生也没时间和精力像父母一样用心地对待自己的孩子。因此，孩子的健康大事，从出生开始就必须由父母来掌控。

很多病娃娃的父母去找医生的时候，都把医生当救世主，说："赶快救救我的孩子！"我在生活中碰到过好多这样的例子，简直太常见了。

遇到这种情况，我会真心告诫家长：大家不要有错觉，医生不是无所不能的，他们只不过是健康知识的传播者，是怀抱"幼吾幼以及人之幼"的善心，运用自己的所学，尽力救助孩子的人。

生活中，只有父母自己主动去学习相关的医学知识，尤其是掌握了一些中医代代相传的理念，才能真正地做孩子的健康保护神。

为什么为人父母一定要学习中医育儿的知识呢？因为懂得一些医学知识的父母能在孩子身体不适的初期抓住先机，及早发现孩子疾病的苗头并予以遏制，不会等疾病发展严重了才慌慌张张地求医问药。这如同抗日战争时期的民兵，当他们发现只有两个敌人进村的时候，不需要通知八路军大部队，自己就可以解决了。只有当大批敌人来的时候，他们才要靠八路军的大部队作战。这时候，父母就相当于"民兵"，医生就相当于"八路军"。

我认为，父母应该积极主动学习医学知识，为孩子的健康未雨绸缪。

　　佛教不主张盲目的偶像崇拜，它认为：世界上的每个人都有佛性，都是菩萨。但很多人自己并没有觉察，一遇到难处总是要求佛，把希望寄托在佛身上。实际上，明白佛家所说的"求佛不如求己"的真谛以后，在对待孩子的身心健康方面，我们是否应该思索一下，有时候也应该学会"求医不如求己"呢？

　　我认为，现在的父母们太溺爱孩子了，一旦孩子生病，便特别依赖医院。孩子生病了就医确实没错，但把孩子的健康全部寄托在医生身上不仅不现实，也不可能达到最好的效果。

　　正如佛家所言，求人不如求己，而我们推广中医的人恰恰是把中医理念根植到大家心里面，去帮助你更好地守护孩子。

　　当你拥有了真正的中医育儿理念以后，就等于为孩子的身体安装了一个GPS定位器，而中医的育儿理念就是一套健康导航系统。有了它，您就可以随时根据孩子的身体状况去调理，孩子生病时全家才不会六神无主，这样孩子身体上的任何一点儿风吹草动您都能应对有术，不会胆战心惊，如是全家才算过上了真正安宁的日子。

　　我希望中国的父母都能拥有让孩子身心变得健康、强大的智慧和能力。因此，每一位家长都要抓紧时间去学习正确的育儿知识，让孩子走的每一步都充满"天赐"的正能量。

　　本书由我们在北京当归中医学堂的讲稿整理而成，医学部分由我撰写，养心部分由罗玲所著。

罗大伦

2013 年 11 月 22 日

目录

第1章　好父母应该是孩子的第一个医生

孩童阶段是人成长过程中最特殊的阶段。人从出生开始到10岁之前，有一个最明显的生理特点，那就是："脏腑娇嫩，形气未充。"在这个阶段，孩子很容易得病，尤其是关于脾、胃、肺方面的疾病。这就要求父母一定要懂得基本的医学知识，尤其是中医的育儿智慧。

第2章　健康必须从保养好孩子的脾和肺开始

古人认为孩子很少有心肝之火等问题，只要保证肺和脾的健康，基本就能解决大部分健康问题了，所以肺和脾这两个脏器对孩子的身体来说太重要了，尤其是容易引发孩子感冒发烧的肺。因此，当外邪侵犯孩子的时候，父母要第一时间知道，然后想办法把它赶出去，让肺不受外邪的侵害。

第3章　如何让孩子不发烧

　　孩子的肺部一旦被外邪侵袭，就会引发一系列的健康问题。首先，孩子的皮肤会先感觉到寒冷，如果这时候没有及时处理，孩子就会开始打喷嚏、流鼻涕，再严重一些，甚至会引起发烧。这个过程的每个阶段，中医都有相对应的处理方式，父母一定要学会这些中医知识，及时观察孩子，让孩子在任何阶段都能得到最好的照顾。

第4章　如何养好孩子的脾胃

清代名医陈修园在《医学三字经》里说，治疗小儿病"阴阳证，二太擒"。"二太"是指什么？一是足太阳膀胱经，一是足太阴脾经。中医认为，寒是从人的体表皮毛进入体内的，第一个侵犯的就是足太阳膀胱经；足太阴脾经对应人的脾胃。因此，"阴阳证，二太擒"的意思是：对于孩子的病，我们只要解决好外感的问题，养护好脾胃，孩子基本上就没什么大碍。这虽然是古代人的总结，但在现实生活中，小孩子的病确实大多跟脾胃不好有关。

第5章　如何让孩子不积食

　　什么是积食呢？就是孩子对某些特定的食物摄入过量了，超过了脾胃的运化能力，结果导致脾胃功能减弱。

　　孩子就像金鱼一样，看到喜欢吃的东西，就会使劲地一直吃下去。此时，父母要担起阻拦的责任。可现在不少家长觉得爱孩子，就是要把他最喜欢吃的东西提供给他，让孩子吃个够，从医学的角度来说，这不是爱，而是害。

第6章　如何让孩子不咳嗽

　　孩子咳嗽了，中医认为，这是外邪伤到肺的表现。本来"肺为娇脏"，孩子的肺则更为娇嫩，如果处理不好，外邪就会留在里面，可能引发孩子肺部的其他毛病，比如哮喘等。

　　治疗孩子的咳嗽，最重要的是要找到引起他咳嗽的原因，不能针对咳嗽本身去止咳。咳嗽是外邪入里导致的，正确治疗咳嗽的思路应该是往外走，往上走，不能用药强行往里面压，我们要找到引起咳嗽的根子——外邪，把主要力量放在解决外邪上，把次要力量放在调理咳嗽上。

第7章 父母是孩子最好的心理医生

生活中，我们常会发现一个奇怪的现象，就是很多家庭一家人的表情、健康状态等都非常相似，而且往往会患同样的病。

孩子来到世上，最初是一张白纸。家长给他美好的东西，他这辈子就会健康、幸福；反之，常常传递给孩子的全是负面情绪，那么孩子从性格到身体都会出现问题。这怪谁？怪家长。要让孩子健康，父母首先要管理好自己的情绪，这样才能让孩子心理上不受传染，并避免由此带来的身体疾病。

第 **1** 章

好父母应该是
孩子的第一个医生

孩童阶段是人成长过程中最特殊的阶段。人从出生开始到 10 岁之前，有一个最明显的生理特点，那就是："脏腑娇嫩，形气未充。"在这个阶段，孩子很容易得病，尤其是关于脾、胃、肺方面的疾病。这就要求父母一定要懂得基本的医学知识，尤其是中医的育儿智慧。

1. 懂中医的父母能给孩子一生带来什么好处

很多家长问我："平常孩子生病就打针吃药，一般都是找西医来治，那找中医有什么好处呢？"我回答："中医是我们老祖宗总结出来的一门关于治人和自救的伟大医学和哲学，有着自己独特的规律和关于健康、生命的态度，它不仅能治病，还能防病，更能救人，只要我们从中汲取一点儿精华，就能利子利己。"

懂得一些中医知识的父母，能给孩子的一生带来什么好处呢？

首先，你可以在孩子身体刚有不适的时候，就依靠简单、安全、有效的方法将疾病消除在萌芽阶段。

比如，孩子刚刚打了几个喷嚏——感冒的初期，这时，少有家长会重视，其实这是消除感冒威胁的重要时机（我在后面会详细地讲述其中的道理）。如果这个苗头你没注意到，孩子的感冒就可能越来越重，到那时，无论中医还是西医，解决起来都会比较吃力。

曾经有一位李先生找到我，说他的孩子每年秋天都会感冒多次，之后就久咳不愈，一咳就是一个冬天，到春天才会减轻症状。这位眉头紧皱的父亲说，他每到秋天，一看到孩子又感冒了，脑袋都会"嗡"的一下变大。

我告诉他，孩子久咳不愈的根源是他的脾胃不好。眼下首先是要治好孩子的感冒，感冒好了，再好好调理孩子的脾胃。当时，我给他的孩子开了 5 服中药代茶饮，材料都是药食同源之品，有山药、莲子肉、麦冬等，让他回家冲了给孩子当饮料喝。

这样调理后，他孩子的感冒就再没有犯过，一个冬天平平安安地度过了。

经过此事，这位父亲一下儿就对中医充满了好奇，觉得这里面大有学问，于是就开始学习中医知识。不久，他也可以试着解决孩子和自己身上的一些健康小问题了。

前不久，他的孩子又开始打喷嚏，但他没找我，而是在第一时间采用一些小方法给孩子防治，孩子的病很快就好了。

因此，懂中医的父母，善于发现孩子疾病的苗头并会马上调理，不让其发展严重，这就是学中医的好处之一。

那么，父母学中医的第二个好处是什么呢？就是能够正确收集与孩子身体有关的信息，进而提供给医生。好父母胜过好医生，说的就是这个道理。要知道，医生不可能随时出现在孩子的身边，即使是美国最好的医院——梅奥医学中心，他们对总统的服务也做不到贴身跟随。

孩子生病了，他的每一声咳嗽，都牵扯着父母的心。如果你没有一点儿医学知识，就不知道孩子身上发出的信息预示着什么危险。如果等到孩子病情严重才送去医院，你就没法给医生提供有价值的信息，甚至还会耽误孩子的治疗。

其实很多时候，医生只要从家长嘴里掌握孩子发病前的一点点重要信息，就知道如何给孩子治疗。我之前就碰到过这样的家长，她跟我说孩子咳嗽，但是没痰。谈话间，只见孩子咳了一口痰出来，我一看，找到原因了！因为痰是黄色的，所以我立刻可以判断出孩子是痰热，然后知道应该往"清热化痰"这个方向医治。于是，我告诉家长一些调理的方法，没多久，孩子就好了。

从这个医案来看，如果父母不懂医学知识，又很粗心，不知道观察孩子是否有痰，以及痰的颜色和特征，那就不能给医生提供任何有用的信息，还可能会影响医生的判断。

实际上医生和侦探很相似，您不能提供给侦探任何线索，那侦探也没办法，这案子就很难破。

负责任的好父母，一定要懂得基本的医学知识，尤其是中医知识。**懂医术、懂中医之道的父母，才是真正的好父母。**

2. 孩子老生病，原因之一就是乱吃东西：孩子的第一特点——脏腑娇嫩

中医认为，孩童从出生开始到 10 岁之前，有一个很明显的生理特点——脏腑娇嫩，形气未充，但是生长迅速。

有一天，我的一位老朋友和妻子带着 4 岁大的儿子找到了我，要我帮他孩子看看。他说这孩子一有什么风吹草动，立刻就会感冒。

我一观察，孩子的脸色不像健康的幼童那样好似红润的小苹果，而是萎黄色。我问："孩子最近一次感冒前吃喝了什么东西？"他们仔细想了想告诉我："孩子前不久过生日，办了个聚会，之后就感冒了。"

我大致明白是怎么回事儿了，接着问："当时孩子吃生日蛋糕了

吗？""吃了，剩下的半个都是他吃了。"

我告诉孩子父母："生日蛋糕就是孩子感冒的根源，因为孩子脏腑娇嫩，还不能完全吸收这些'美味'，所以他才生病。"

实际上，孩子的很多毛病就是因为其脏腑娇嫩，不能完全消化吸收食物造成的。**脏腑娇嫩，意味着孩子的五脏六腑特别容易受外界的影响。**

比如用药，正确使用的话，见效非常快，病可能马上就好；而如果用药不对症或用药量过大，孩子的身体马上就会受到损伤，而且有可能是长期性的，这会导致他长大以后阳气很弱。这就是对孩子用药为什么要特别慎重的缘故。古人常说："宁治十男子，不治一妇人；宁治十妇人，不治一小儿"，就是在讲"儿科难治"的道理。

为什么有的小朋友吃了一顿奶油蛋糕就开始感冒了呢？

中医认为，小孩子的很多与肺有关的问题，都是吃东西引起的。在中医看来，脾胃五行属土，肺五行属金，土生金。简单地说，脾胃就是肺的"母亲"。

小孩子脏腑娇嫩，脾胃吸收、消化食物的功能没有完全形成，按照中医的思路打个比方，脾是"母亲"，肺是"孩子"，如果"母亲"出了问题，"孩子"也一定会有不足。因此，脾胃受伤，肺也会随之受到伤害，反之亦然。

我对朋友讲，他家孩子的情况并不是偶然。我碰到过很多生病的孩子，都是因为家长放任其胡乱吃东西造成的。

小孩过生日，家长想着得给孩子定个大蛋糕。看着孩子吃得欢喜的样子，家长心里高兴："我的孩子胃口真好。"殊不知，现在的奶油蛋糕大多都含有反式脂肪酸，而反式脂肪酸本来就不是人体能够正常吸收的。再加上孩子的消化道黏膜还在形成当中，脾的功能还很弱，所以反式脂肪吃到嘴里香，进入孩子的脾胃里就不是什么好事儿了。

很多孩子老是哮喘、过敏、感冒，很重要的一个原因就是——乱吃东西。孩子脾胃尚未发育完全，家长又让他吃一些乱七八糟的东西，很容易让孩子脾胃受伤，而脾胃受伤之后必然又会影响到肺，结果导致了从消化系统到呼吸系统的一系列健康问题，父母们头疼不已，还不知道原因何在。

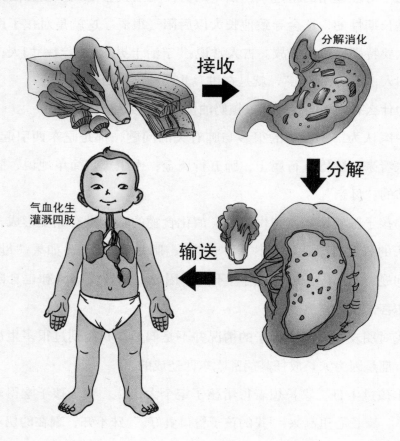

在脾胃和肺的关系上，中医和西医达成了一致。中医认为肺系统出了问题，可以用调理脾胃的方法来治疗，就是我们常说的"培土生金"，这也是中医调理肺系疾病的重要思路之一。

西医的分析发现，很多孩子过敏哮喘，是因为他的消化道黏膜没有完全形成，吃进去的很多食物的蛋白颗粒直接从黏膜穿透过去，进入体内，身体的免疫系统以为是"敌人"来了，就开始攻击它，造成免疫反应，最终导致了过敏、哮喘等问题的产生。

讲到这里，大家应该明白了，很多孩子肺的病变，其实在某种程度上是和脾胃受损有莫大的关系。

3. 吃错了一定会影响孩子的发育：
孩子的第二特点——形气未充

前面讲了，孩子身体的第一大特点是——脏腑娇嫩。那"形气未充"又是什么意思呢？

《庄子·外篇·天地》里有一句话："物成生理谓之形"，就是说我们生命的物质基础是"形"。"形"就是身体的本质。《列子·说符》里也说了："良马可形容筋骨相也。"在古代，"形"和"容"是两回事儿，"形"指肉体、形体；"容"指外貌。因此，这句话的意思是"良马，我们可以凭借它的形体、容貌、筋、骨去识别"。

什么是小孩子的"形"呢？看手就知道，只有大人手掌的四分之一那么大。胳膊跟莲藕似的，身体没有强壮的肌肉，娇娇嫩嫩的，没有充实起来。这是孩子"形"的特点。

孩子的"气"又是什么？中医认为，"形"是我们身体的物质基础，"气"就是使身体里的物质动起来的那股力量。气推动的结果就使身体各个器官的功能可以正常运转。因此，通俗地理解，"气"可以认为是功能。

形是有形的，气是无形的。**小孩子"形气未充"意思是：有形的形和无形的气，两方面都没有发育完全，很娇弱，在成长的过程中需要特别守护。**

古代人形容小孩子的娇弱就跟小花小草一样。花草在冒出嫩芽的时候是很容易受伤的，因为没经过风霜雨雪，等它在长大的过程中经历了这些，就能扛得住风吹雨打了。

所以，孩子在成长当中，因其"脏腑娇弱"和"形气未充"的特点，家长们在生活中要特别注意，什么都不能过分。比如给孩子吃东西就不能过分，在给孩子用药的时候，也要注意不要太猛烈，以免影响了孩子的生长发育。

4. 孩子长得快，生病后恢复得也快：
孩子的第三特点——生长迅速

上两节分别讲到了孩子"脏腑娇嫩""形气未充"的特点，家长们可能要忧心忡忡了，觉得自己每天都得提心吊胆地照顾孩子。其实不用担心，孩子的另外一个特点"生长迅速"给予了我们希望。

孩子每天都在长，都在变，几乎是一天一个样儿。我妹妹的小孩 4 岁了，我每次回老家都会发现侄女又有变化，小时候她咿呀学语的情形还在眼前，转眼就变得出口成章。以前我随手一捞就能把她抱起来，现在想抱起来都有点儿费劲。隔壁邻居的孩子，前几天说感冒得很严重，家里担心得不得了，一转眼又看见她满院子跑了。这就是孩子成长迅速的特点：长得快，病后恢复得也快。

有一位妈妈来找我咨询，电话里说她孩子咳嗽断断续续有两三年了，吃了好多药老是断不了根，问我该怎么办。说实在的，在见到孩子之前，我都不相信孩子的咳嗽会持续好几年，哪有咳嗽病情这么严重的！等见到孩子，我有点儿相信了，大热天里，孩子一边玩耍，一边咳个不停。

我先问孩子以前治疗的过程：止咳镇咳、清热解毒的药物用了不少，但效果都不明显。

我问："孩子咳嗽是不是从一次感冒开始的？"

"是啊，有一次天气突然转凉，他感冒了一次，后来就隔三岔五地咳，晚上咳得更厉害，听得我心都揪起来了。上医院给他开了不少止咳的药，但就是断不了病根，好像还越来越严重，唉！"孩子母亲一脸担忧地回答。

诊断以后我分析了一下，当时孩子是被寒侵入了身体，但是用了清热解毒的凉药，寒就被憋在身体里面出不去，等于是寒上加寒。而人的身体一般在遇到外感侵袭时，会本能地产生自然反应，想把外邪"咳"出去，但又因为孩子服用了一些止咳的药物，不断地收敛，这样寒邪总是没有办法排出，这意味着药物阻止了孩子身体的排邪过程。

我告诉孩子妈妈："**孩子咳嗽我们不能强硬地压制，而是要使用一些向外透发的药物，让体内的寒散出来。**别担心，孩子生长迅速，恢复能力也很快，只要用对了方法，很快就会好的。"

随后，我给孩子开了一个宣肺透邪散寒的食疗小方子（具体方法可以参照第 6 章），让家长回家熬水给孩子代茶饮。

4 天后，孩子家长来了电话，很无奈地说："罗博士，孩子没有好啊。"我忙问："有改善吗？改善了多少？"家长回答："也就改善了70% 吧，还没完全好。"听完我心想：孩子咳嗽两三年了，这个小方子用了 4 天就好转了 70%，我的诊断应该是没问题的。于是我告诉她继续给孩子接着服用，结果又服用了 3 天，一共 7 天，孩子就彻底好了。

所谓"生长迅速"，意味着小孩子身体一旦有问题自己会调整。如果我们遏制他身体的本能，不让其往正确的方向走，那就等于是拿一块石头压住了小草。所以对小孩身体的调理，只需顺势轻轻一拨就可以了。

这就像我们自己在生活中遇到了困难，有时候顺其自然地解决要比逆势解决好得多、快得多。

第 2 章

健康必须从保养好孩子的脾和肺开始

古人认为孩子很少有心肝之火等问题，只要保证肺和脾的健康，基本就能解决大部分健康问题了，所以肺和脾这两个脏器对孩子的身体来说太重要了，尤其是容易引发孩子感冒发烧的肺。因此，当外邪侵犯孩子的时候，父母要第一时间知道，然后想办法把它赶出去，让肺不受外邪的侵害。

1. 把孩子的脾、肺护好，
全家基本可以安枕无忧

中医儿科创始人钱乙认为，保护孩子的身体，一般要按照心、肝、脾、肺、肾来调理，只有把五脏调顺畅了，孩子的成长才会很顺利。**而五脏当中，要特别注意肺的保养，因为它是孩子身体各种问题的根源。**

钱乙老人家的理论基础是《黄帝内经》里的藏象学说。他告诉我们：**只要守护好孩子的肺和脾，孩子基本上不会得什么病。**

我们都知道，当宝宝来到这个世界的时候，助产士要做的第一件事就是拍几下孩子的屁股蛋儿，让他"哇哇"地哭出来。这其实就是让孩子的肺开始工作，如果孩子不哭，那就有麻烦了。

古代大医认为，孩子很少有心肝之火等问题。而清代名医陈修园在《医学三字经》里说："阴阳证，二太（足太阳膀胱经和足太阴脾经，足太阳膀胱经主一身之表）擒"，说的就是抓住外感和脾胃的意思。

2. 孩子受外感，首先肺遭殃

清朝名医叶天士讲"温邪上受，首先犯肺"，意思是外感温热病的途径是由口鼻而入，首先伤害到的就是肺。

在孩子的成长过程中，外邪是最让家长头疼的。本来孩子被保护得很好，但一去幼儿园问题就来了，幼儿园里几十个孩子，只要有一个孩子感冒，你的孩子就可能会被传染。在这样的环境里传播着的病毒，就是中医所说的外邪。

病毒侵犯孩子的身体，首先就是孩子的肺出问题。如果是感冒病毒，很容易就会引起感冒，一开始稍有症状时比较好控制，但如果病毒入里，几天之内孩子会高烧、痰黄，上医院一检查，可能就查出肺炎来了。

所以，当外来病毒侵犯孩子的时候，父母应该第一时间知道，要明白这时保护好孩子的肺是重中之重。

3. 空气污染，孩子的肺比大人的更容易受伤

肺的主要功能是呼吸，这是中医和西医都认可的事情。呼吸和孩子的健康有关系吗？有，而且关系重大！

要知道，孩子呼吸到的空气，和我们大人是不一样的——这是很多家长都没有思考过的事情。大人个儿高，呼吸到的是"上面"的空气，而小孩个子矮，呼吸到的是"下面"的空气。

以前，"下面"的空气不至于特别糟糕，但现在空气污染比较严重，而污染物质一般都比较浊重，沉在空气的下边，很多都被孩子吸进去了。另外，因为孩子呼吸的频率比大人快，所以吸收污染物也特别快，不少孩子还喜欢趴在地上玩，呼吸的空气层更是与大人不同了。

这种现象目前在国内还没有受到足够的重视，但在国外，比如美国的研究就已经细致到房屋装修以后，在不同的高度，空气的成分各有什么不同，孩子呼吸到的空气成分又会有什么不同等方面了。

4. 让孩子远离装修污染

现代医学工作者一直在研究小儿患白血病和家庭装修之间的关系，他们发现两者有高度的关联性。调查显示，很多白血病儿童来自刚刚装修过房子的家庭。现在，越来越多的人开始关注这一现象。这也提醒家长，家有小孩，要非常重视装修这件事。刚刚装修过的房子，房间里各个高度的空气成分不一样，要多开窗户，保持室内空气的流动，让气流搅动空气各个高度的成分，这样才能让孩子呼吸到更优质的空气。

如果您正要把孩子送进刚装修好的幼儿园，一定要慎重，因为那里的空气污染可能会很厉害。很多幼儿园为了招生，每年都会装修一次，以便吸引家长。其实这是一个非常不好的做法，各位家长需要提防。

空气污染还有一个特点，挨着什么东西，所受的污染也不一样。比如，美国人会测量工厂附近的高速公路上重金属的含量，测出的指标发人深思：在 60 米之内，重金属的含量都比较高。当然，这是美国的情况，但对我们也是一个警示：**小孩肺部娇弱，如果住在污染源的附近，身体很容易受到伤害。**

5. 孩子咳嗽跟肺的功能"软弱"有关

中医认为，肺除了呼吸外，还有宣发和肃降的功能。孩子咳嗽就与肺的宣发功能不足有关。生活中为什么有些孩子的咳嗽老治不好，而有些孩子喝了两三服中药就搞定了？差别就在于肺的宣发和肃降功能强大不强大。

什么是"宣发"？中医认为，肺像一个灌溉机器，宣发就相当于将一根根喷水管伸到草坪里，用喷出来的水滋润草坪。对应到人体就是肺能将水液散布到全身各个部位，让四肢百骸全都得到滋润。还有，比如肺里有浊气，身体就会发动肺的宣发功能把它排出去。

很多患有干燥综合征的朋友之所以要调肺，就是因为他肺的宣发功能受损，体内的津液输送不到相应的位置去。

什么是"肃降"呢？肃降就是指肺吸入清气往下沉。往下沉的动力是哪儿来的？这个动力很大程度上取决于肺，凡是热的就往上走，凉的就往下去。

因此，我们给孩子调理咳嗽的时候，就要找出咳嗽各个阶段的特点来调理，知道什么时候要帮着肺气往上走，什么时候帮着它往下走，如果处理反了的话就麻烦了。

6. 别让孩子喝冷饮

很多大人有不良的生活习惯，比如熬夜到很晚才睡，天热的时候吃冰、喝冷饮等，并且把这种习惯也带给了孩子，这直接导致了孩子水湿重的毛病。

古代没有冰箱，古人如果想要喝凉的，就得挖个深地窖，然后储冰——基本是皇上才有这个条件。但现代冰箱普及，很多人贪凉，给孩子喝的饮料也是，不要常温的，非要凉的，"咕噜咕噜"——冰凉的水都灌进孩子肚里了，这种饮料喝下去，一下就把脾阳给伤了，结果体内的湿气越来越重。有的家长甚至在冬天都要喝冰啤酒，一喝下去就伤了脾阳。舌头伸出来一看，舌体边有齿痕，舌苔满布，舌体胖大，舌苔上面的唾液特别明显，这都是水湿重的舌象。

经常喝凉啤酒的人大多有慢性腹泻的毛病，这其实就是脾肾阳虚的表现。**我们学习中医其实就是在学习一种生活的智慧，像喝冷饮这种习惯，家长们在孩子小的时候就应该教导他们不要这么做。**当然，自己更不能做。

7. 鼓励孩子多晒太阳，多出汗，
少让孩子吹空调

很多家长不喜欢孩子出汗，觉得黏黏腻腻的不干净。其实，出汗正是孩子身体气血运行、排出湿气的一个途径。现在的孩子大多数时间都待在室内，很少有挥汗如雨的机会，这样不利于水湿的排出。所以家长们在平时要多让孩子参加户外活动。

一到夏天，很多人都把家里空调的温度调得很低，这样孩子体内的阳气很容易被伤到。要知道，我们的身体会随着季节的不同而产生变化。到了夏天，天热了，皮肤就开泄。毛孔张开，肺气会推动津液往外走，表现出来就是冒汗了。这个时候如果吹着空调，汗出不来，喝的水都没有地方排了，就会把肺的阳气给伤了。而肺又主水，导致的结果是没办法运化水了，这样体内的水湿就重了。

所以我建议，有小孩的家庭千万别长时间开着空调。

8. 寒冷天气，孩子大量喝水会导致身体出问题

有些家长喜欢让孩子喝很多水，认为这样有利于排毒。其实，这是一种错误的观念。水要喝得适量，并不是越多越好。

有一位朋友的孩子身体出了问题，请我到她家里去看看。我一问，朋友一天让孩子喝 9 大杯水，上午 3 大杯，下午 3 大杯，晚上 3 大杯。一天要灌下去这么多水，而且是在运动量很少的冬天，这肯定是不对的。

喝水量是要分季节的，在热天和冷天，孩子身体的需水量是不一样的。天热的时候，汗出得多，所以给孩子多喝水没问题。但如果天冷了，毛孔开始慢慢收缩，水分本来就很难被蒸发掉，孩子没出多少汗，喝那么多水干吗？水从哪儿出去？孩子的肺、脾、肾有那么强的运化功能吗？

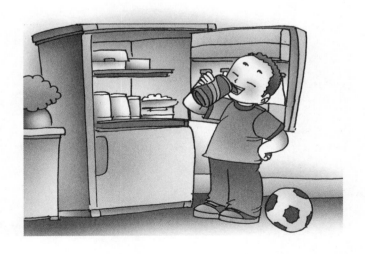

　　大人身体好，元阳足，还可以多喝点儿水。小孩的运化能力相对较弱，喝那么多水就是在跟身体作对了。这就好比大地上的雾气重了，太阳就会被遮住。心对应五行中的火，什么克火？水克火，水是用来灭火的。当孩子体内的水湿严重时，会蒙蔽心阳。因此，孩子大量饮水容易导致心脏出现问题。

　　当然，孩子还是要补充足够的水，如果饮水量不足，会出现上火的症状，影响身体健康。这里要告诉大家的是，孩子的本能反应很关键，当他需要水的时候，你给他水，他就会喝；当他不需要水的时候，他会本能地拒绝。因此，家长不要按照自己的意愿，强行地给孩子灌水，适当饮水即可。

第3章

如何让孩子不发烧

孩子的肺部一旦被外邪侵袭，就会引发一系列的健康问题。首先，孩子的皮肤会先感觉到寒冷，如果这时候没有及时处理，孩子就会开始打喷嚏、流鼻涕，再严重一些，甚至会引起发烧。这个过程的每个阶段，中医都有相对应的处理方式，父母一定要学会这些中医知识，及时观察孩子，让孩子在任何阶段都能得到最好的照顾。

1. 正气不足，孩子就容易感冒

按照现代医学来讲，感冒就是感冒病毒侵袭了我们的身体而引起的病症。病毒（古代的中医不知道感冒病毒为何物，却明白它是外来的入侵者，就把它划入"外邪"这个概念里）一般是从鼻黏膜开始侵入，如同中医温病理论里讲的"从口鼻而入"。

感冒病毒在我们周围到处都是，空气里有，我们的鼻腔黏膜里也有，但为什么有些人不会感染上？因为他们身体里的正气（身体的防御系统）把它挡住了，不让它往身体里蹿，这就是中医所讲的"正气存内，邪不可干"的道理。而一旦正气变弱了，外邪就会从口鼻大举侵入，往体内进军、驻扎。按现代医学的说法，这就造成了人的上呼吸道感染，而中医管这种情况叫"邪之所凑，其气必虚"。

那么，我们身体防御系统的"部队"——正气，是靠什么来运行的呢？答案是经络！要知道，我们的身体比大脑聪明，一般情况下，身体本能地知道有多少病毒（外邪）聚积在我们的周围。比如有 100 个"外敌"在鼻腔处伺机侵入，身体就会及时预警，从经络运送 120 个士兵到前线来抵抗外邪。这是我们与生俱来的本能。

身体健康的人可以随时调整经络的状态，加快速度将"部队"运送过来。可体质弱的人调整能力差，遇到这种情况，经络立刻就开始阻滞了，只运送过来 30 名"战士"。敌强我弱，无力抵挡那 100 个"敌人"，最终导致了"敌人"的长驱直入。因此，正气不足的人，一旦气温突然降低，身体很容易被外邪侵犯。而中医管这种因寒冷导致的外邪入侵，叫"寒邪"来袭。

除了温度降低的原因，导致感冒的还有其他一些因素，比如外界湿气增大，中医称这种感冒的罪魁祸首是"湿邪"。还有，秋天天气干燥，人体内的津液蒸发较多，中医认为此时是"燥邪"为患。

中医认为，任何导致经络不通畅的因素，都会引发外邪长驱直入。

在影响经络通畅的各种因素里面，"温度降低"占了大多数。古代医圣张仲景写的中医经典《伤寒论》里只取一个"寒"字，就揭示了这一点。

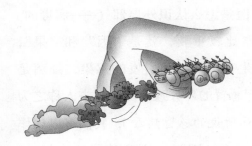

健康的时候，身体里的正气能够抵抗外邪。

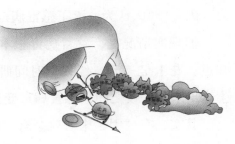

抵抗力下降，外邪就会通过口鼻入侵身体。

2. 先杀外来病毒还是先强壮身体：
　中西医治感冒的思路

很多人说中医理论比较玄妙。有一位从美国回来的朋友问我："中医说的寒邪、风邪都是些什么东西啊？能检测出来吗？寒、风都在体内的哪儿啊？"

这里，我先给大家解释一下中医是怎么认识外界邪气——病毒的。一般西医认为，人患病有两个因素比较重要，就是"因"和"果"，有"因"，一定会导致"果"的产生。比如细菌引发的感染，细菌是"因"，感染就是"果"；又比如引起感冒的外界致病因素，古人称之为"戾气""邪气"等（也就是现代医学所说的感冒病毒），我们可以当作是"因"。西医认为，灭了感冒病毒这个"因"，人就不感冒了。

但现实情况是，感冒病毒根本无法杀光。那些著名的大制药公司知道，花上亿美元，经几年时间研究出来的控制感冒病毒的药，刚一生产出来，一夜之间，感冒病毒变异，药就失效了。

其实，有"因"未必就会有"果"。比如，孩子感冒了，发烧很严重，可是你发现，家里其他人一点儿事儿都没有。这是为什么呢？

在中医里面，讲究的是"因"之后还有一个"缘"，"缘"就是致病的条件，有外部的也有体内的。只有"缘"具备了，"因"才能导致"果"。

在古代，"缘"字的本意是衣服的包边，后来指事情发生所需要凭借的条件。我们通常所说的"缘何而起"，就是凭借什么而发生的意思。人们常说"缘门而入",意思是顺着门这条渠道进入,但很少说"因门而入";我们可以说"缘木求鱼",意思是顺着树木往上爬去找鱼,但是很少说"因木求鱼"。由此可见,"因"和"缘"是两回事儿。

中医认为,外界的"邪气"(也就是西医所讲的细菌、病毒等致病微生物)是"因",造成"邪气"入侵的条件就是"缘",它可能是患者自己的正气不足,也可能是外界气候的变化。比如,天气突然变寒冷了,或者外界的湿气突然加重了,这都是"缘"。有了这个"缘","邪气"才会侵入到我们的体内。

要对付"因"并不是一件简单的事儿,因为"因"(比如说病毒)会产生千奇百怪的变化。文献记载,古代每次瘟疫病情的表现都不相同。所以中医虽然也讲究消除"因",但是更加重视清除这个"缘"。尽管疾病变化多端,但我们不必管它,只要清除它进入人体所需要凭借的条件,也就清除这个"缘"就行了。

古人非常重视"缘",重视到什么程度呢? 干脆把"缘"当作邪气,把"因""缘"放在一起称为"外邪",作为主要祛除对象。

古人所说的外感六淫,即风、寒、暑、湿、燥、火,其实都是"缘",是致病的条件,因此,他们直接把这些都标示为邪气。这是古人的智慧,也是中国传统文化的一部分。中国人讲究"体用同源",所以一听说寒邪、风邪,都明白是怎么回事儿。这也是中医调理感冒的时候,为什么要在方子里面加入散寒、祛湿、清热的药的原因,其中绝大多数是在祛除"缘"这个致病因素。

3. 先找孩子的病因，小毛病自己调理

一般有经验的中医，在给患者看病的时候，会问："你发病的时候，发生过什么奇怪的事吗？当时的天气如何？"

其实，这都是在找当时发病的原因。

我一直跟很多人讲这个理念，真正能帮到孩子的人永远是父母，医生不可能时时刻刻守着你的孩子，判断病情很多时候也是根据你所讲的。孩子感冒了，你手忙脚乱地把他送到医院，一般不会主动跟医生讲"我几个小时前带孩子去登山了，孩子出了一身汗，在山顶又吹了一阵大风，下来孩子就不舒服了"这些话的，如果医生不知道发病原因，那么他诊断起来就会不够全面。

所以说，孩子的病史只有父母最清楚。你一想病史就回忆起来了：孩子爬香山爬到了山顶，出汗了，当时山上风又大，孩子突然感到身上一阵发冷，就那么一会儿的事，接下来开始打喷嚏了。这时候，孩子实际上已经受寒了。

明朝的大名医缪希雍在给一个孩子看病时，发现这孩子发烧。缪希雍根据症状判断这个孩子身体里有瘀血，于是就问周围的人："这个孩子曾经跌伤过吗？"这就是在找证据来证明自己的判断。可是当时所有的人都说没有跌伤，于是缪希雍就让患者家属仔细想，一定要找到具体的病因。最后，一个送柴人看到他们家的状况，就问发生什么事儿了，得知原委后，突然想起来了，说曾经见到这个孩子"攀竹为戏，梢折坠地"——就是爬竹子玩，结果竹子梢断了，孩子掉到了地

上。缪希雍一丈量这个高度，跌下来足以造成瘀血，这才开了化瘀的方子，孩子很快痊愈了。

所以说，找到疾病发生的原因是多么的重要，但很多人忽略了这个细节。有时人上火了，遇到什么事想不开，自己心里最清楚，但很可能跟谁都不说，甚至跟医生也不讲，结果就变成了医生诊病基本上靠猜想。

孩子生病了，最了解孩子病情的首先一定是父母自己，而绝不是医生。找到孩子的症状和病因，小的毛病自己调理，处理不了向医生求助，这样才能保证孩子的身体安然无恙。

4. 孩子感冒的第一阶段（外寒阶段）—— 皮毛最先感觉到

外来病毒侵袭身体的时候，人体最先感觉出现问题的地方是皮肤、汗毛、头发、腋毛等，因为"肺主皮毛"。为什么说"肺主皮毛"呢？我在前面讲过了，肺具有宣发功能。如果肺气弱了，动力不足，营养物质就无法输送到全身，尤其是体表无法得到滋养，那么皮毛就会出现问题。

所以，寒邪一旦侵犯到肺了，此时体表的肌肤会处于紧张抑制状态，我们马上会感觉到皮肤发冷、发紧、怕风，这是最明显的变化。

做父母的，平常一定要随时跟孩子沟通，让他们去体会天气变化时皮肤的感觉。这样一旦感冒，孩子才能准确描述他们的身体感受。

有时孩子自己形容不出来受寒后的感觉，但是你能感觉到，本来孩子的手是温暖的，一摸孩子的小手冰凉，脚也是凉的，这就是寒邪入侵到皮毛了。

严格地说，在中医里面，怕冷有"恶寒"和"畏寒"之分。恶寒多是在外感病的初期出现，是寒邪入侵导致的，此时即使多穿衣服，多盖被子，怕冷的情况也不会有明显的缓解；而畏寒则是身体自身正气不足，往往是病了很久的人，或者身体很弱，阳气不足的人，这种人总是要多穿衣服，很怕冷。但是这种怕冷只要多穿些衣服，多盖被子就会缓解。

一般情况下，孩子没有虚成这样的，所以孩子的怕冷，多是恶寒。而大人的身体如果正气不足，长期患病，则会出现畏寒的情况。

如果邪气再往里面走，会全部化热，人会出现高热、痰黄、胸部疼痛等症状，此时就不是自己能处理的了，一定要及时去医院寻求医生的帮助才好。

孩子受寒感冒（寒邪入侵）的第一阶段，家长一定要第一时间关注。这个阶段有长有短，一般冬天会长一些，可能会连续数天；夏天则会短一些，短的时候一两个小时就过去了。如果父母能在这个阶段把寒祛除，那么孩子的感冒很快就会被控制住。

5. 孩子打喷嚏的时候
尽量不要吃抑制喷嚏的药

孩子受寒后，有时候会打几个喷嚏。这时家长一定要注意了，不要以为这是小事，其实这说明寒邪开始侵犯孩子的身体了，只不过后果没那么严重。

这是一个非常好的时机，如果我们及时处理，问题很快就会得到解决。如果家长不以为然，则会出现两种可能：一种是身体自己处理，呼唤体内的"防御部队"——正气赶来"救驾"；另一种是身体正气抵挡不住外寒的凶狠，喷嚏连连，然后感冒生病。

这个时候，我不大赞成给孩子吃抑制喷嚏的西药，因为西药的主要作用是阻断神经传递，让身体麻痹，不再打喷嚏。

实际上，打喷嚏是身体一种本能的排病方式，这个时候不但要打喷嚏，还要多打。否则神经麻痹后，身体反而不知道反抗了，最终只会把外寒留在体内。

6. 孩子感冒的第二阶段（外寒里热阶段）
——俗称"寒包火"

很多家长在孩子生病的时候，会打电话给我，问我用哪些中成药好。在给出答案之前，我一般要仔细询问情况后再给出一些建议，实际上，绝大多数的感冒都是因为受寒引起的。当外寒侵入身体里的时候，会出现寒热错杂、外寒里热的情况，再逐步发展成纯粹的里热。

也就是说，如果在感冒的第一阶段——外寒阶段，我们没有及时控制，错失了这个良好的机会，那么外寒就会深入身体内部，与里面的正气激烈战斗，表现出很多热证，而体表的外寒依然存在，形成了一个"外寒里热"的状态，中医称其为"寒包火"。

刚感冒时，是第一个外寒阶段，因为症状不明显，大家一般不会重视，所以我们通常见到的感冒，大多已到了"外寒里热"的第二个阶段。

7. 孩子感冒的第二阶段会流清鼻涕、吐黄痰

在这个阶段，外寒的症状和里热的症状并存，我们流的是清鼻涕，而不是黄鼻涕，但咳嗽出来的痰呈黄色，或者鼻涕和痰是黄白相间的，这说明我们体内的寒热是错杂的，一般情况下是外寒里热。

如果我们非要分出这到底是风寒感冒，还是风热感冒来，恐怕是分不清的。否则无法解释为什么有人头一天还感觉身体冷得发抖，直打喷嚏，到了第二天，症状却变成是发烧、高热、鼻涕和痰都呈黄色的了。实际上，很多朋友直到感冒痊愈了，都没搞清楚自个儿患的到底是风寒感冒，还是风热感冒。

其实，寒与热是不同阶段的不同状态，更多的时候，是寒热并存的。

在中医最早的典籍《伤寒论》里面，医圣张仲景就特别提到了调理这种寒热错杂的情况。比如，他曾经创立过一个方子，叫"麻杏石甘汤"，具体的药物是：麻黄、生石膏、杏仁、炙甘草。其中，麻黄是温热的药物，能够使人发汗，是用来散外寒的；生石膏是一味凉药，是用来清里热的。从这个方子我们可以看出，在外寒里热的情况下，我们可以双管齐下，寒热并调。

8. 孩子流绿鼻涕、白鼻涕是怎么回事

流绿鼻涕是比较严重的热象，说明外寒与正气交战得比较激烈，交战的场地主要是在呼吸系统。这个时候，鼻涕会变成绿色。

白鼻涕有点儿像乳白胶，是在感冒快痊愈的时候，外寒又回到体表残留，聚液为痰而形成的，与感冒初期，风寒在表的清鼻涕不同。孩子流白鼻涕，要用化痰的药往外清。我们经常说鼻涕清白，其实这样说是不对的。

在感冒的最初阶段，一定要注意观察孩子的鼻涕，看看是白还是清，病是在表还是在内。只要发现了清鼻涕，我们就可以确定寒邪仍在体表，才能正确用药。

有一次，我看美国一档著名的健康节目——《奥兹医生秀》，那期节目专门介绍了鼻涕。节目主持人先在舞台上放了一些透明的桶，里面放了各种颜色的液体，有透明的、黄色的、绿色的，然后让观众猜这是什么，还让现场的观众上来伸手进去触摸。这位观众的体会是"滑溜溜的"，可还是猜不出是什么。最后主持人告诉大家是鼻涕，现场一片惊呼。当然，这是模拟的鼻涕。接下来，这个节目告诉大家鼻涕的性状代表着什么含义。这让我很兴奋，因为这正是我们中医所重视的。

鼻涕的颜色从清、黄、绿、白、清，到最终消失，代表着感冒的外邪从体外侵入，到身体里，然后再退到体表，最终被驱赶出去的过程。**鼻涕的颜色是感冒的一个重要症状，必须要学会观察与收集信息。**

9. 孩子感冒的第一阶段，不用吃药，用取嚏、泡脚等方法

一根纸条治感冒：取嚏法

古时候有一种取嚏法，医生会用一些具有辛味的药，比如皂角等研成末，撒进鼻孔，刺激人打喷嚏。这种方法在宋金元时期特别流行，很多医家都擅长用它。

采用"取嚏法"，流出来的都是特别黏的鼻涕。这样的方法我曾经给人用过，用完后人会连着狂打喷嚏，流出来的全是黏液。打完喷嚏后，上焦气机一下就通畅了，身体会出汗，寒邪也就随之而解了。但是这种方法对一般人来说猛烈了点儿，所以现在基本上不用了。

其实，家长可以用卫生纸捻成一根细细的条，然后伸到孩子鼻子里面，刺激鼻黏膜，让孩子打喷嚏。

拿热水水龙头喷身体的经络位置

我读博士的时候，有一位德国医院的院长到北京中医药大学给我们介绍德国的自然疗法，其中有一种欧洲古老的疗法："水疗暖身法"。就是患者脱光了，在前面站着，医生拿热水水龙头喷患者身体的经络位置。

我们问他，为什么要按照经络的位置喷呢？老外当时愣了，后来想想回答："应该是借鉴了中医的思路。"据这位院长说，欧洲现在特别

流行水疗法，不少人试了以后都觉得效果不错。

泡脚驱寒暖身法

用热水喷身体固然可以暖经络，但泡脚的效果也非常好。为什么要泡脚呢？因为泡脚能够疏通人体的肝经、脾经、肾经、膀胱经等主要经络，常常让经络保持畅通，人就会不生病，或者少生病。

孩子刚刚感冒的时候，如果你在第一时间给他处理，即使是简单地用热水泡泡脚，都可以获得很好的效果。如果再加入一些药物，能更好地提高孩子身体的免疫力。

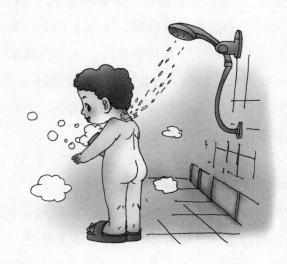

10. 孩子感冒的第一阶段，
　　紫苏叶熬水喝或泡脚马上就好

孩子刚受寒的时候，鼻涕是像水一样清稀的，大人也一样。一旦发现清鼻涕要迅速温阳气，温经络。这时候，任何一种能够使孩子体内气血循环变好的方法都可以用。

我的老家东北有很多朝鲜族同胞，他们开的餐馆都非常火爆。记得小时候，我随家人到一家朝鲜族同胞开的餐馆吃饭，席间，上来了烤牛肉，旁边还放着一个小草筐，里面是摆放得整整齐齐的植物叶子。服务员告诉我们，烤好的牛肉要蘸上佐料，然后用这叶子包着吃。

那种植物的清香无可比拟，我只吃了一口，心中就惊呼美味！那种感觉一直留在我的心里。这个叶子是什么呢？就是苏叶。苏叶又叫紫苏叶，全国几乎哪个地方都有。以前我们家的窗前就长了很多，我经常摘来洗干净了吃。当时没有想到，很多年以后，我会学习中医，然后会使用紫苏叶给大家调理身体。

《药品化义》中记载：紫苏叶性味辛温，有发表、散寒、理气、和营的作用，用来治疗风寒，驱逐邪气。

在生活中，其实我们每天都会接触到大量的感冒病毒，但没有必要害怕，因为我们的身体是可以抵抗这些病毒的。但如果孩子身体状况差，同时温度又剧烈变化的时候，孩子体内的防御系统就会紊乱，不能立刻戒备起来抵御外敌。抵御不了，孩子就受寒了，会感到身上发冷，流清鼻涕，打喷嚏。这都是机体要防御，但又力不从心的状态。

怎么办呢？立刻动员孩子的身体防御体系，振奋体表的机能。此时任何使经络温暖起来的方法，都可以给孩子使用，紫苏叶就是一味能使身体温暖起来的药物。

当孩子出现外寒来袭的症状时，就可以使用紫苏叶了。

配方：5 岁左右的孩子用 3 克紫苏叶，大人用 6 克紫苏叶。

做法：把紫苏叶放到锅里，加入 2 茶杯水，盖上锅盖，开大火煮。烧开后改成小火，等烧开 3 分钟后，就可以闭火了，焖七八分钟就可以饮用了。

叮嘱：紫苏叶熬煮的时间不能太长，用开水泡，或者是熬开锅后两三分钟就可以了。服用紫苏叶水之前，让孩子先吃点东西。空腹服用此方，元气不足的话，无法发汗。

喝完紫苏叶水没多久，孩子就会感觉身上热了，微微出汗之后，就停止服用，然后感冒的症状就开始消失了。这是因为紫苏叶刺激了气血，使得它们运行正常，产生了足够的抵抗力，把外邪控制住了。

还有一个使用紫苏叶的方法。

配方：紫苏叶 3 克、荆芥 3 克（5 ~ 10 岁孩子的用量）。

做法：将两种药材放到锅里，倒入 4 杯水，盖上锅盖，熬开锅。3 分钟后闭火，焖七八分钟，然后将药汁兑入温水，给孩子泡脚。泡一会儿，直到孩子身体微微出汗就可以了。

很多小朋友不喜欢紫苏叶的味道，因此拒绝喝紫苏叶水，那么用紫苏叶水给孩子泡脚就是一个很好的方法。

这个方法大人也可以使用。我把此法告诉了很多人，有很多朋友都说因此受益。我自己也经常用。比如哪天下大雨了，我在风雨中走一趟，裤子都湿了，鞋里面都是水，回到家里以后，我就会用紫苏叶水来泡脚，这样身体很快就暖和了过来，这是一种保养身体的方法。

如果小朋友没有泡脚的习惯，家长还可以把紫苏叶水兑入洗澡水里面，给孩子洗澡。有一次，我妹妹的孩子受寒了，打喷嚏，流清鼻涕，可是她不喜欢紫苏叶的味道，也不愿意泡脚。那个时候她才 2 岁多，要哄她做不愿意做的事儿是非常难的。怎么办？妹妹想起每天都要给她洗澡，于是就把紫苏叶水兑入了洗澡水里，孩子的身体很快就暖了过来。

还有网友总结了一个用紫苏叶水洗头的方法，说这个特别好，很快就可以让身体暖起来。这是为什么呢？原来，中医认为"头为诸阳之汇"，如果头暖了，那么身体就会很容易暖和起来。

别小看一片小小的紫苏叶，当人受寒的时候，它是可以起到大用处的。

11. 别让孩子在饿着肚子的情况下泡脚

要注意不能让孩子在饿着肚子的情况下泡脚，那样出汗反而会损伤正气，最好是在喝了温热的粥之后再泡脚，这样出汗的速度会更快，只要微微出汗即可。出汗并不是目的，只是追求的一个结果，这代表着气血通畅了。如果出大量的汗反而会伤到正气，不利于康复。

艾叶也具有暖经通络的作用。用几克艾叶加入几杯水稍微煮一下，然后兑入温水泡脚，也可以起到温暖身体的作用。只是艾叶的药性偏于入里，解表的作用不够，所以它对腹部受寒的效果会更好。

其实泡脚的方法还有很多，比如我们喝的紫苏叶水也可以用来泡脚，还有葱姜汤用来泡脚的效果也是不错的。要注意，不能给孩子经常泡脚，否则会导致扁平足。

在孩子感受到外寒的时候，如果没有在第一时间把孩子的身体温暖过来，体质差（正气不足）的孩子此时会持续处于寒冷状态，有的孩子会高热无汗、身体感觉严重发冷，此时应该请求医生帮助，家长不要自行处理。

12. 孩子感冒头痛，
喝葱白豆豉汤比吃药见效

我们在做菜的时候，经常会用到大葱。其实受寒的时候，大葱的用处也不小。

中医认为，葱的不同部位的作用是各不相同的。清代的《医林纂要》作者汪绂认为：葱的全身一起用的话，通行全身之气；葱根和葱白，通行肌肤之气；而青色的部分和葱头的尖儿，则上行通头目之气。

书中还论述了葱不同使用方法的不同药效：生吃有通畅身体外部气血的作用；泡热水喝能起到发汗散寒的作用；做熟了吃，则可以补益体内的脏腑中焦。中医散寒的时候，经常使用的是葱白。

金元时期易水学派的创始人张元素认为：葱是用来通阳气的，在因伤寒而头痛的时候，喝葱白汤有很好的疗效。

孩子受寒的时候，该如何使用葱白呢？

配方：1 根葱的葱白，豆豉 3 克。

做法：用 1 根大葱的葱白（最好带着葱须），将它切成小片，放入锅里，放入从药店买的淡豆豉，再倒入 2 杯水，盖上锅盖。大火熬开，小火熬 5 分钟即可。

叮嘱：葱豉汤不是要全部喝下，看情况喝。如果微微出汗，就不必再喝了；如果没有出汗，还要继续喝。具体的用量，要根据不同的人来调整，没有单一的标准。

这个方子叫"葱白豆豉汤",也叫"葱豉汤",是东晋时期葛洪所著的《肘后备急方》里面的方子,专门治疗伤寒"初觉头痛,肉热,脉洪起,一二日",在民间广泛流传,很多人都会用这个方子。把这个汤喝下去以后,身体会微微出汗,寒邪就会散去了。

13. 孩子有寒湿,给他喝生姜葱白红糖汤

北京国贸附近有个咖啡厅,我每次约朋友谈事儿都在那里。那儿的姜茶特别好喝,在冷天里手捧一杯姜茶觉得特别温暖。

姜在中医里的种类很多,有干姜、生姜、煨姜、姜皮、炮姜等。其中,干姜并不是生姜直接晒干而成。姜最早的根茎叫母姜,母姜晒干叫干姜。把母姜放入地下,发芽,长出其他的根茎,这些新生的茎块,叫生姜。因此,生姜不是母姜。生姜的辛辣之性比干姜要差一点儿,以发散为主。

把姜用湿纸包上,放在火里面煨,叫煨姜。煨过的姜发汗的作用会降低,有和中止呕的作用;姜的皮,有去除水肿的作用;把姜放在火里面炮焦,叫炮姜。炮姜可以暖经,在妇科方面运用较多。

这里,我给大家介绍一道给孩子祛寒湿的生姜葱白红糖汤。

配方：生姜、葱白、红糖。

做法：取 1 块 2 根拇指粗的生姜，斜着切 3 片，然后切葱白半段，一起放到锅里，放入 1 羹匙红糖，再加入 2 杯水，盖上锅盖，大火熬开锅。然后小火熬 3 分钟，闭火，再焖 10 分钟即可。

叮嘱：这个汤饮用后，会微微出汗，气血一通畅，寒邪就被祛除了。

14. 孩子受寒头痛，
给他喝生姜水配藿香正气水

当湿气很重、雾气很浓的时候，孩子如果受寒，就会出现寒湿头痛的情况，尤其是后脑勺疼。这种疼一般是猝然发作，孩子感觉非常痛苦。这种情况在夏季的桑拿天出现得比较多——一方面外面空气湿度大，另一方面家里都使用空调冷气，寒湿同时侵袭人体就会导致发病。

此时，用生姜水配合藿香正气水给孩子服用，可以起到很好的止痛效果。

做法：切5片生姜，放到锅里，添1杯半的水，熬开。3分钟后闭火，再焖5分钟，然后将水倒出来，把1支藿香正气水兑入姜水中即可。

需要提醒的是，藿香正气有丸、水、软胶囊等多种剂型，用藿香正气水起效较快。服用之后药效很快就会通行全身，尤其是头部，头痛很快消失，一般10分钟后孩子就会恢复正常。如果使用一次没有效果的话，就要停止使用了，这说明不对症。

孩子受了寒邪，除了喝点儿姜汤之外，还可以用葱白和生姜熬汤，兑入热水，用这个水给他泡脚，也会起到发汗的效果。

在用葱白汤或者生姜汤散寒发汗的时候，也一定要注意千万别让孩子在胃中空虚时发汗，要先吃些食物，比如热粥，这样胃气充足，才能更好地发汗。

15. 孩子受寒肚子痛，冲服干姜粉喝

干姜和生姜不同，生姜具有发汗的作用，是外寒侵袭到体表时用的；干姜作用在里面，是一味温里的药物。

在冬天，有时候孩子穿少了，会因受寒而肚子痛。这时候，家里如果有干姜粉，可以给孩子冲服一点儿，能起到暖中的作用。干姜粉一般超市就有卖，冲服一次就可以了。家长同时用热水让孩子泡泡脚，肚子痛的症状很快就会得到缓解。

16. 孩子感冒不想吃药，给他熏蒸鼻子

除了皮肤，鼻子也会非常灵敏地感觉到温度的变化。中医认为，肺开窍于鼻。**孩子受寒后，护理鼻子特别关键。**

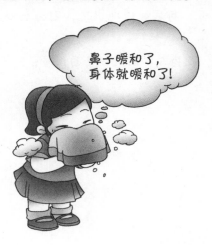

当孩子感觉受凉的时候，用温热的东西把孩子的鼻子捂住，只要很短的时间，孩子的身体就会暖和过来，甚至还会微微地出汗。据说，英国前首相撒切尔夫人在刚开始感冒时就是采用这样的方法来调治的。

据此，我们还可以想出很多方法。比如，可以在熬治疗感冒的中药时，当药气一出来，让孩子保持一段安全距离去闻这个蒸气，借药气来调理身体，外熏和内服的作用双管齐下，这样效果更好。

下面，我就给家长们介绍一个熏蒸鼻子的小方子。

配方：紫苏叶6克、白芷6克、荆芥6克、葱白1段。

做法：熬水，水开两三分钟后，药香大出即可。

叮嘱：熏蒸的时候，把药水倒入碗中，然后让孩子将鼻子贴近碗的上方。注意不要距离水面太近，以免烫伤。稍微大一些的孩子，可以用毛巾把头部和碗罩住，当熏蒸到微微出汗之际，即可停止。剩下的药汁，可以兑入温水用来泡脚，使身体温暖，让寒邪随汗排出。

适应证：孩子身体感觉发冷，无汗，手脚凉，鼻涕清，寒邪尚未化热之阶段。如果鼻涕痰变黄，咽喉肿痛，舌红，脉数，口干，高热等情况出现，则为热证，不适合用这个方法。

用量：此为5岁以上孩子的用量，5岁以下的孩子酌情减量。

17. 让孩子背部暖起来，感冒就能很快好

中医认为，人的后背属阳，主一身阳气的督脉从后背的正中通过，足太阳膀胱经从督脉的两侧通过。因此，当寒邪来袭的时候，如果让孩子的后背温暖起来，一身的阳气就会强盛，这样就可以抵抗寒邪。

懂了这些道理以后，我们可以想出很多让后背温暖起来的方法，这些方法大家可以在生活中逐渐体会。

方法一：热水袋暖背法

如果孩子受寒了，感觉冷，打喷嚏，流清鼻涕，你可以灌好一个热水袋，让孩子钻进被窝，把热水袋放在距离孩子后背半尺远的地方，具体的位置在孩子后背上部与脖子附近，也就是在肺俞穴和大椎穴之间的位置。不要贴到皮肤，那样会烫伤的。热水袋和身体之间不要被什么东西挡住，这样热气才会传到孩子的身上，进而让其后背的经络温暖起来。

这样躺一段时间，孩子就会微微出汗，寒邪也就被驱逐出去了。需要提醒家长的是，在这之前最好让孩子喝些粥，肚子里面有食物才能更好地发汗，否则空着肚子是无法发汗的。

方法二：电吹风暖背法

刚受寒时，可能手头没有药材，此时可以利用身边的一些东西来暖背，比如电吹风。

　　具体的做法是，先用一块毛巾披在孩子的后颈上，位置是大椎穴附近。大椎穴比较好找，就是当我们低头的时候，用手按后颈，最突起的那块骨头就是大椎穴的所在了。

　　将毛巾铺在大椎穴附近，然后打开电吹风，让暖风不断地吹毛巾。此时电吹风要沿着督脉缓缓地上下移动，不要总是集中在一个点吹，以免烫伤孩子。孩子很快就会感觉到热度，身体便温暖起来，再过一小会儿，就会微微出汗，这样寒邪就被驱逐出去了。

方法三：浴霸暖背法

　　很多家里的洗澡间都安装了浴霸，浴霸灯泡的功率非常大，打开以后会放出很大的热量。站在浴霸的下面，我们会直接体会到热量传导到身体的过程。如果孩子猝然受寒，此时可以把孩子的后颈裸露出来，尤其是大椎穴，让浴霸照射孩子的后颈（最好将孩子的眼睛捂上，以免强光对孩子的眼睛造成损伤），几分钟之内，孩子的身体就会温暖起来，然后微微出汗。这样阳气就会被调动起来，把寒邪祛除出去。

方法四：暖气贴背法

　　北方冬天都是有暖气的，如果能够加以利用，暖气也可以派上用场。先让孩子喝碗热粥，然后搬把矮矮的小板凳，让孩子背靠着暖气坐下，把后背贴在暖气上。这样过一会儿，孩子就会感觉身体暖暖的，同样也能祛除寒邪。

　　值得一提的是，有些楼房设计的暖气上面就是窗户，这样的结构就不要采取这个方法了。因为当暖气的上面是窗户时，孩子坐在暖气前，后背是暖的，但是头部很容易被窗户缝吹进来的冷风吹到，所以这个方法就不适合了。

18. 其他散寒的方法

孩子大多时候是在家长的视线范围之外着凉的，比如他们在学校运动时，穿得很少，出了一身汗后又吹了风，回到家就打起了喷嚏。这个时候父母第一时间要观察他：有没有清鼻涕？感觉闷热吗？如果有，只要在孩子当天晚上睡觉前给他把经络温热过来就没问题。就怕你什么都没做，让他就这么睡了，这就坏了。如果寒气进入肺，第二天孩子就会开始咳嗽、发烧了。明白了这个道理后，我们就可以想出很多方法来让孩子的身体暖起来。

喝酸辣汤

有一次，我到上海讲课，去之前没留意当地的气温是 12℃。晚上接待单位带我去看黄浦江夜景，回宾馆后，我就觉得身上开始发冷，脑袋也有点儿疼。当时，宾馆下边有一个饭店正在营业，我赶紧走进去点了一份酸辣汤。酸辣汤里有胡椒粉，可以开胃行气，和中医的桂枝汤的方意有点儿相似。那天我喝完后，微微出了点儿汗，回房间一觉睡到第二天起来，什么事儿都没有了。

这就是抓住了外寒来临的第一时机，并及时处理的结果。试想，如果不抓住它，第二天我肯定会生病。因此，当寒邪来袭的第一时间就要使用任何你能想到、做到的方法，让经络温热通畅起来，气血流通。

让孩子坐在汽车加热的坐垫上

清代的中医外治大师吴师机说，对于中焦的病，可以使用"坐"的方法。其实只要中焦热了，整个身体也会温暖起来。因此，有的家长发明了利用汽车加热坐垫的方法来驱寒。很多汽车的坐垫是可以加热的。在受寒后的第一时间，我们正好在车里，可以把坐垫加热，让孩子坐在加热的坐垫上，同时开启车内空调的热风，这样孩子一会儿就会微微出汗的，而且寒邪在第一时间就被清除了。

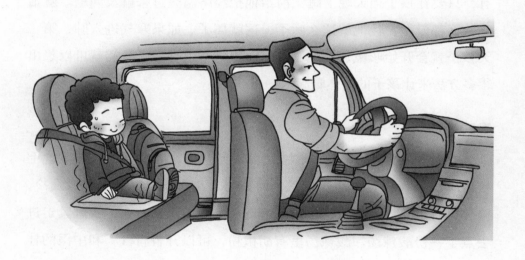

可乐煮姜丝

我们还可以通过可乐煮姜丝的方法来散外寒。具体方法是把一段1寸长，2根拇指粗的生姜切丝，放入锅里，再倒入1瓶可乐加热。不必沸腾，只要感觉温度很热，再泡一会儿，让孩子当作饮料喝。

中医育儿的智慧也是这样，把病根找到，治病就有正确的方向了。只要用心，家长们可以发现很多专属于自己的好方法。

19. 调理孩子感冒第二阶段的药物有哪些

一般来说，当有人感冒后向我咨询怎么办的时候，我会让他们在药店里把能见到的中成药说明书里的药物成分念给我听，只要里面有散外寒，同时还有清里热功效的药，我就让他们选择这种药。

散外寒的药物，除了辛温的麻黄外，紫苏叶、白芷、荆芥、防风等都是辛温发散的药物。因为我们要让体内的病气往外走，而这些药的药性都是向外、向上的。

如果用于开方子，这些药物的用量一般都不大。中药的药性是有走向的，为了不让邪气再在体内逗留，医生会配合使用向外、向上的中药。看到方子里面有这些药物，就会明白它们是散外寒用的了。

清里热的药物，除了生石膏，还有金银花、连翘、鱼腥草、蒲公英、芦根、地丁等。

孩子感冒的时候，如果发现他有发冷、打喷嚏、手脚冷等症状，这就是外寒的表现，若还伴有痰黄、舌红、嗓子疼痛、鼻涕黄白相间的里热症状，一般是外寒里热的感冒。这是感冒的第二个阶段。

家长们去药店挑选药物的时候，心里就要有数，药盒上的药物成分必须带有散外寒的麻黄、紫苏叶等，同时也要有清里热的生石膏、金银花、连翘等。

20. 给孩子用药一定要轻

孩子病了，找中医开方子需要注意一个问题：**对于一般的疾病，医生开方子的药量不要太大。** 一般说来，有经验的儿科中医开的调肺药都是 3 克、6 克、9 克，绝不过多。可能大家会奇怪，现在的药物本来有效成分含量就比较低，开这么少的量效果怎么会好呢？

我曾经看过这样的案例：年轻的大夫给患者开治肺病的药，每味药 30 克、50 克的，吃了却没有效果。他的老师是老中医，来了一看，就说："治上焦如羽，非轻不举。这么大量能行吗，改成 3 克！"同样的方子，只是分量变了，吃下去立刻就见效了。

古人说，"治上焦如羽"，意思是说，治上焦的病一定要用羽毛那么轻的力量，"非轻不举"是说用药一定要特别轻，才能够使药性得到很好的发挥。如果药量过重，药物起作用的位置就偏下了，效果反而不好。

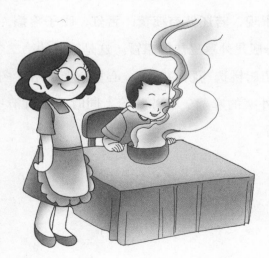

21. 如何正确使用治感冒的中成药

孩子感冒了，免不了要吃药。为了方便大家更清楚地了解治疗感冒的中药，我特别将几味清里热的药拿出来讲一讲。

在治疗普通感冒的过程中，我一般不用那些寒凉的中药，比如黄连等。过去的中医在治感冒时喜欢用特别寒凉的药物，可是效果不好。后来大家反思，感冒用的药是要往外发的，寒凉的药物容易"冰镇"住邪气，使其不能外出。黄连就是一味寒凉性质的药，没有任何往外走的作用。我们要用的是将邪气往外透发的、辛凉的药物。

以下就介绍几种药食同源的此类药材。

金银花

金银花也叫双花，药性轻清，是往外透邪的，能把热毒郁结散开来，具有治疗疮痈肿毒的作用，透发热邪的效果也比较好。中医说无论是气分，还是血分之邪热，它都可以清透。

药店卖的金银花露，就是给孩子用的。这种药是怎么做的呢？金银花熬水，蒸出的水蒸气收集起来，就是金银花露。这个药的特点是能把内热往外透，又有生津的作用，挺好喝的。

金银花是凉性的药物，有解毒的作用，在平时就可以用来泡茶喝。但金银花露可不是。很多家长在夏天的时候，买金银花露给孩子喝，说是能祛暑，其实这是不对的。祛暑一般用食疗的方法就可以，绿豆、西瓜都可以，金银花露毕竟是药物，不能拿来给孩子随意饮用。

连翘

连翘跟迎春花特别像，非常漂亮，也具有解毒的作用，平时我们都可以用来泡水喝。不过它最大的作用是散结——热聚集在一起要成结的时候，连翘能把它给散开了。河北有一个长寿地区，当地人都拿连翘叶当茶喝。

黄芩

黄芩也是解毒、清肺热的。金银花（双花）、连翘、黄芩这三味药合起来就是双黄连口服液的原材料，大家不要以为双黄连口服液的原材料里有黄连的成分。

蒲公英、地丁

蒲公英、地丁都是野菜，是药食同源的东西，可以直接拿来吃。小时候不知道我母亲从哪里弄来的蒲公英种子，我们家花盆里全是蒲公英，抓一小把蘸点儿酱吃特别香。蒲公英是解肺胃之毒的，最大的特点是虽凉但不伤胃；地丁解毒的效果也很好，跟蒲公英差不多。

这两味药，实际上都是在生疮的时候用，但为什么我们用它们来治疗外寒里热？因为有热毒的身体里，不能让热毒聚集，一聚集就会马上发展，所以要尽快把热毒散开。

鱼腥草

川菜馆里面经常有一道用鱼腥草做的菜，而中医用的则是鱼腥草的根。鱼腥草外观是白色一段一段的，超市里就可以买到，买回去后，先洗干净，用开水焯一下，拌点儿酱油，味道怪怪的，有点儿鱼腥味，但特别好吃。鱼腥草清肺热的效果比较好，一般在肺部出现实热证的时候，会使用鱼腥草来治疗。

芦根

芦根其实就是芦苇的根，也具有清热生津的作用。因其生长在水里，所以具有凉性，可以把热邪向外透发，清肺胃之热。

很多治疗肺病的方子里面都有芦根，比如治疗肺痈的千金苇茎汤，里面仅仅用了苇茎、薏苡仁、桃仁这三味药。有人怀疑它是否能治疗肺痈（大致相当于现在的肺脓肿）那么重的病。其实效果还是不错的。

过去，中医开方子的时候，会标注使用"活水芦根"，就是用新鲜的芦根入药，这样的芦根透热的作用更好，但现在药店基本没有卖鲜芦根的了。

了解这些药物的药性与药效以后，到药店看着琳琅满目的中成药，您大致就能知道如何给孩子选择适当的药物了。

22. 治感冒的中药不可久煎

在治疗外感的时候，家长们必须注意一个问题，就是中药千万不可久煎。

一般大家从药店买来中药，会熬3次，每次熬20多分钟，然后把这3次的药汁混合在一起，每天喝2～3次。但这是普通中药的熬制方法，如果孩子患了感冒，需要调理肺经，熬药就不能这样墨守成规了。

感冒是取药中的清轻宣发之气来驱散外邪。古代中医认为，熬这种药的时候，久煎不宜，否则药味厚重，不在肺经停留，就往下走了，效果反而不好。

那么，到底熬多久才好呢？清朝名医吴鞠通说过，熬外感药物时，"香气大出"即可，这是经验之谈。我的经验是，治肺的中药，先泡20分钟，熬开锅10分钟，药味一出来就闭火。

为什么很多时候，大家觉得用中药没有效果？其中一个重要原因是我们没有用对药量和合适的煎药方法。药量很大、熬得很浓的中药，清轻之气都没了，剩下的全是浊的药气在里面，喝下去就直接影响肠胃了。肠胃本来一点儿错也没有，你却将药强加给肠胃，古人说这是"诛罚无过之地"，不但没有治好病，反而把脾胃给伤了。中医治病特别讲究，这绝不是虚妄之言。

23. 孩子嗓子痛是咽痛，还是喉痛

感冒到比较严重的阶段，很多孩子会嗓子痛，这表明热毒已经聚集在咽喉部了，正邪正在进行紧张的战斗，所以才会咽喉疼痛。严格地说，咽和喉是两个部位，它们的疼痛略有不同。《黄帝内经》讲"喉主天气，咽主地气"，后世很多医书也论述过两者的不同。

简单来说，咽在上面，位置偏后。喉在下部，位置偏前。如果孩子感冒后感觉咽喉痛，家长就要教会孩子如何区分具体的位置，这是一种健康常识教育，对他们日后的保健是有利的。

咽和喉的疼痛各自表明什么呢？

喉痛多为急症

如果孩子喉结部位痛，在吞咽口水的时候尤其痛，此时多为急症。小孩子感冒后，家长可以问他，吞口水的时候，是不是这里痛。这种情况往往发生在冬天，一般是受冷风后，寒邪入里化热造成的。最大的特点就是发展快，刚开始觉得痛，很快就严重了，甚至感觉吞咽困难，一点儿东西都吃不下去。在古代，医疗条件差，这样发展下去会有危险的，可能会出现严重的水肿，甚至还会压迫到呼吸。

针对这种情况，中医耳鼻喉科泰斗耿鉴庭老先生提出了一个方子，叫"丹栀射郁汤"，用的是散火去毒的思路。方子里有牡丹皮、栀子、射干、郁金、赤茯苓、枇杷叶、甘草。对于成年人来说，一般各种药材都用 9 克左右，换做是孩子，用量就要酌减（一般五六岁的孩子用 6 克即可）。这个方子的效果非常好，耿老当年用它治疗过无数患者。一般人服用本方后小便会增多，不过一两天内，喉痛就会痊愈。如果你的孩子遇到这种情况，可以找附近的中医根据体质帮助参考一下，看看是否可以用这个思路。

邪气入里化热，热毒聚集，此时应该以泻热为主。虽然也有寒证，即喉痛，但一般感冒，还是热证的多见。这就是此方的用药思路。

咽痛，通常称之为扁桃体发炎

咽痛就没有那么简单了。**咽痛，我们通常称之为扁桃体发炎，具体部位是在两腮之下。此处疼痛的时候，孩子可能会觉得连着鼻子的末端都在痛。**如果在医院检查，多数是细菌感染。

孩子有这种情况时，父母不要自己处理，要去找医生治疗。如果是中医，他们一般会用一些清热解毒的药物，比如金银花、连翘等，还会加点儿清嗓子毒的薄荷叶。

薄荷叶可以用来治外感风热、头痛、目赤、咽喉肿痛、食滞气胀、口疮、牙痛、疮疥等。最重要的是，薄荷叶有利咽的作用，往外清、发散的力量很强。

在接受医生治疗的同时，家长们也可以给孩子泡点儿薄荷茶作为辅助治疗手段。

配方：金银花 6 克、薄荷 3 克。

做法：将上述两味药用开水泡，放入 1 块冰糖，当茶来喝，可以起到辅助治疗的作用。

24. 如果孩子发烧到 38℃以上，
就要请医生处理

孩子一旦发烧，没有医学常识的家长往往会不知所措。我曾经看到过有位父亲，因为孩子发烧很厉害，心疼得都痛哭流涕了。

孩子生病，没有一个家长不牵肠挂肚的。他们到医院后，一般都是要求医生立刻给孩子退烧，有的甚至主动要求使用抗生素。如果医生不给用，家长还会着急发火。

在这里，我要告诉家长们，发烧实际上并不是一种病，它只是一种症状，是伴随着外邪入侵而产生的。孩子发烧，标志着他的小身体正在和外邪进行搏斗。实际上，现代医学已经证明了，人体体温的升高有利于消除外来微生物。

中医认为，发烧是一个人的身体正气尚存，能够抵抗外邪入侵的标志。因此，发烧并不是坏事，如果一个人总不发烧，反而说明他身体可能有问题。

如果孩子发烧时体温没有超过 38℃，一般情况下不会有大问题。此时，孩子的身体正在抵抗外邪，这个时候往往会分两种情况。如果孩子的身体热证明显，比如咽喉红肿热痛、舌质红、痰黄等，你可以请医生开一点儿清热解毒的药物，辅助孩子清透外邪；如果孩子的阳气不足，怕冷严重，无法组织起大规模的抵抗，有经验的中医会用些温补的药物来扶助孩子的阳气，让他的抵抗更猛烈些。这样的孩子往往是以前生病时过多地使用了抗生素或非常寒凉的中药才导致阳气受损的。因此，当他们发过一次高烧，并采取有效的治疗后，身体往往会变得更好。

当然，如果孩子烧到 38℃以上了，就不要自己处理了，一定要去医院找医生，让医生帮助治疗。

25. 孩子感冒很重的第三阶段
（表里俱热阶段）有什么特征

如果感冒的前两个阶段都没有得到控制，那么，外邪就会进一步深入，与身体的正气进行激烈的交战，从而出现明显的热证。此时病情就进入了第三个阶段，也就是比较严重的阶段。

特征一：高烧发热

这个阶段孩子怕冷的情况开始减少，身体会出现高烧发热，总感觉只有喝些清凉的水才能解渴。咽喉会红肿、疼痛，尤其是咽部的症状比较明显。

特征二：痰会变成黄色，甚至是绿色

最严重的是肺部会有明显的异常症状，反映在痰上——痰会变成黄色，甚至是绿色，咳出来是浓浓的一块。此时的痰不是从嗓子产生

的，而是通过咳嗽，从呼吸道的深处排出来的。

特征三：咳嗽的声音非常剧烈

这个时候咳嗽的声音也非常不同。一般的清浅感冒也会导致咳嗽，但都是咽喉部的刺痒引起的。而在表里俱热的阶段，咳嗽则是非常剧烈的，因为是从呼吸道的深处发出，所以声音很深。有些孩子甚至在咳嗽的时候，还会伴有胸部疼痛的情况。

在这个时候，家长要认识到严重性，不要自行处理，需要及时去医院向医生求助。

前面讲过，孩子的父母相当于民兵，医生相当于正规军，民兵的作用是在小股敌人出现的时候，主动消灭敌人。但是，当敌人的大部队来的时候，民兵不能轻敌，而是要及时地求助于正规军——医生，这样才能保证孩子的健康。

26. 孩子感冒的第四阶段（反复阶段）有什么特征

感冒的第三个阶段——表里俱热阶段平安度过后，孩子不再发烧，各种剧烈的反应也消失了。此时，很多家长认为"战斗"结束了。其实不然。外邪从体内被清除了，但它们又会回到体表，重返外寒阶段。这是感冒的第四个阶段。

在这个阶段很多家长发现，虽然孩子不发烧了，也没有什么明显的感冒症状，可就是鼻音很重，说起话来瓮声瓮气的，流着清鼻涕，偶尔还打几个喷嚏。家长很困惑：孩子的感冒，到底是好了还是没好？

其实，此时孩子的感冒并没有好，如果不加以处理，感冒很容易再次发作，这也是很多孩子反复感冒的原因。这是一个大家都忽略了的阶段，希望家长们不要掉以轻心。

27. 孩子感冒的第四阶段家长该怎么处理

我们要采取应对第一个阶段——外寒阶段的方法，只要使经络温暖起来，就可以让孩子安全度过这个阶段。

我教给大家一个熏鼻法。

配方：先去中药店买防风、荆芥、白芷、辛夷、紫苏叶各3克。其中，白芷和辛夷需要请药店的员工捣碎。这个方子可以买3～5服。

做法：将药材放到锅里，加入2杯水，盖上锅盖，开锅3分钟后闭火。然后将药汤倒入碗中，让孩子将头搁在离碗的上方半尺远的位置，闻药的蒸气，熏蒸10分钟左右即可。每天给孩子煎1服。

在此期间，药汁冷了可以再次放到炉子上加热。此时，即使鼻子堵住也不要紧，因为通过口腔呼吸也可以起到作用。

当然，也可以在这个方子的基础上加减，加上金银花 6 克、连翘 6 克。熬好药后，除了熏蒸外，给孩子滴入鼻子几滴，每天频频使用，效果更好。

28. 孩子受湿会得寒湿和暑湿两种感冒

前面讲到的，主要是由寒邪引起的感冒。实际上，风、寒、暑、湿、燥、火这六淫，任何一种都会引起感冒的发生。因此，很多人在生活中也会患上因热邪、湿邪而导致的感冒，特别是后者在生活中是比较多见的。

从古至今，人们的习惯都一样——到了暑热天，都喜欢贪凉、饮冷。古人就有喝冰凉井水的习惯，用井水镇西瓜吃那也是常事儿，有的人甚至在砖地上铺上凉席睡觉。夏天气温高，肌肤的腠理（皮肤、肌肉的纹理）是开泄的，皮肤的毛孔都打开了，此时摄入那么多凉的东西，寒湿之气就比平时更容易侵入身体。

现代就更不得了了，冰箱给我们提供了很多便利，孩子玩得浑身大汗，然后冰镇饮料一口灌下去，寒湿直接进入了脾胃。

问题最大的就是空调了。夏天，体内的一些湿气本来可以通过汗液排出，此时如果直接进入开着冷气的室内，毛孔就会被寒气闭住，湿气就被阻滞在了体内，于是体内寒湿的格局就形成了。实际上，我在夏天遇到的感冒患者，几乎没有一个不是因为空调引起的。

很多朋友就问了：在夏天，我们也不能没有空调啊？你这么反对孩子吹空调，那孩子热得不行了，怎么办呢？

如果实在是感觉热，必须用空调，在进入空调的房间前，务必让孩子先缓一缓，把身上的汗散散，在一个过渡的环境先停留一下。大家想想，在冬天，我们从温暖的房间走到寒冷的室外，难道会一身汗地出去吗？不会，那很容易感冒的。我们会先散散汗，让自己的汗收了，然后再出去。这和进空调房是一个道理。

最近几年，全国很多地方湿气偏重，经常是雾气蒙蒙的。很多朋友问我，为什么这样的环境让人感觉非常不舒服，大人和小孩子也老是感冒？我说，湿气重，人就容易患上寒湿和暑湿两种感冒。一般天冷的时候会有寒湿，天热的时候会有暑湿，但现在因为空调、冷气使用太多，人们又习惯喝冷饮，所以患寒湿感冒的人比患暑湿感冒的人多。

体内寒湿重容易引发什么后果呢？中医认为，寒湿聚在上焦，则会使人心烦、头昏、头痛；伤于脾胃（中焦），则会感觉胸闷、腹胀，或呕或吐；伤于下焦则会引发便溏或泄泻。

如果你的孩子长期处在雾霾重、日光少的湿气候环境中，怎能不病？最容易得的就是感冒、发烧。而这种由寒湿引起的感冒，医学上也称为胃肠型感冒，主要症状是上吐下泻，同时伴有发烧。

29. 孩子受湿引起的胃肠型感冒用藿香正气散很好

在对付寒湿感冒的时候，中医会用到一味中成药——藿香正气散。一般来说，藿香正气散可以治疗寒湿感冒引起的头痛身重、呕吐恶心、泄泻肠鸣、纳谷不香、口中黏腻、胸膈满闷、脘腹胀痛等症状。

历代与藿香正气散同名的方剂有很多，现在我们通用的方子是《太平惠民和剂局方》里记载的。这本书是宋朝的皇帝命令太医局整理出版的。宋朝的皇帝打仗不行，但很重视人文知识，尤其是医药，曾经下令让全国的人民献医书和医方，谁献得多，不但有赏，还可能给官做。而藿香正气散就是《太平惠民和剂局方》里一个非常著名的方子，组方精良，用对了，效果立竿见影，如鼓应桴。

有一年夏天，我在庐山出差。当时，全国都热，庐山可真凉快。窗外十几米远就是山，晚上山风阵阵。我睡觉大意，窗户没关好，结果早晨起来鼻音重，浑身酸痛。我知道这样发展下去，很快就会咽喉肿痛，发烧感冒。

我分析了一下，这里湿气很重，每天都下点儿雨，天气又凉，所以感受寒湿无疑。于是打开随身带的行李，拿出藿香正气丸（水丸）。说明书上让一次服用 8 粒（相当于生药 3 克），服用 2 次以后，我的不适症状解除。同行有个小孩子，也患感冒，还发烧了。我建议家长给他用藿香正气丸，配合双黄连口服液，他也很快恢复了健康。

　　大家会问，藿香正气散不是祛除寒湿的吗？这么热的天，应该是暑湿，是热啊？怎么用藿香正气散反而能起作用呢？的确，从藿香正气散的药物组成来看，是以温热、散寒、祛湿的药物为主，用来治疗寒湿的。但在暑热的天，它却大有用途。

　　藿香正气散就是治疗寒湿引起的病症的，而暑热之天也是人们最容易感受寒湿的时候。在过去，很多医家对这个现象没有细想过，结果很多人说此方治疗暑湿病症，其实这是不对的。此方是治疗寒湿的，它最大的特点就是见效快。普通的胃肠型感冒，孩子服用后一两天如果没有任何改善，请立刻去医院就诊，因为有可能不是这个证型的，否则一般会在服用后一两天有明显的效果。

　　此药有几种剂型，这里，我给大家简单介绍一下。

藿香正气水（液）

　　由水煮及酒浸制而成，对呕吐、头痛等上焦症状的人效果比较明显。我一般推荐孩子服用藿香正气水，因为水剂起效主要在上焦。服用时可先将药水倒在杯中，再冲入约 30 毫升的热水趁热饮服，10 分钟后再饮 1 杯热水。服后要避风，让孩子身体微微出汗。另外，服药时要忌食生冷、荤腥、油腻、酸辣等食物。

藿香正气丸

　　此药最常用的剂型，是散剂的变形，尤其是水丸，效果很好。一般的感冒都可以用，如果腹泻明显，我更推荐使用这个剂型。因为丸剂会溶化得慢些，这种剂型一般对中、下焦的症状效果更好。

藿香正气软胶囊

这种新剂型的中药，容易服用，口感较好。脾胃等中焦症状明显的，我会推荐用这种软胶囊。

寒湿引起的感冒，可以用藿香正气丸来治。暑湿引起的感冒，比如在特别热的桑拿天出现的感冒，如果同时有舌苔白腻、满布，头身困倦，脾胃胀满的症状，则可以用三仁汤（三仁汤的方子由杏仁、白蔻仁、薏苡仁、法半夏、厚朴、通草、竹叶等药组成，具体用药分量比例可以请附近医生帮助确定）等方子来调治。如果您无法判断孩子的感冒是哪种类型，可以让附近的医生帮助分析一下。

古代的经典方子都是医者经过千锤百炼而来，所以只要对症，效果是非常好的。每次看到古人的智慧直到今天还在保护着老百姓的健康，我真是打心眼里佩服老祖宗。

30. 孩子感冒老不好，请给他调补脾胃

一般人认为，如果孩子的感冒症状消失了，基本上就算是痊愈了。但中医认为此时还需要给孩子补脾。这也是一个被大多数家长忽略的阶段。

为什么每次感冒流行的时候，有的孩子患病了，有的孩子却安然无恙？其实，这与孩子身体里的正气相关。正气足的孩子，即使被冷风吹到了，他的身体也能很快调整过来；可有的孩子，正气不足，经

冷风一吹，很容易就感冒了。所以正气不足才是感冒的关键，中医认为"正气存内，邪不可干"，只要正气足了，孩子是很难患上感冒的。

那么，正气到底从何而来呢？

中医认为"肾为先天之本，脾胃为后天生化之源"。孩子出生以后，脾胃的健康情况起到至关重要的作用。因为孩子成长所需要的能量，大部分都来自于脾胃吸收的食物的精微物质。因此，对孩子来说，"正气不足"这个词在很大程度上可以与"脾胃之气不足"对应。

基本上，孩子的每次感冒，都可以找到脾胃失调的影子。 现在孩子的脾胃很容易出问题，比如家长喂养不当是一个很常见的原因。有的孩子营养过剩，有的孩子营养不足，这些都会导致脾胃失调，使脾胃之气不足，这样就给感冒的发生提供了"温床"。在感冒过后，孩子的身体经过了正邪交战，能量消耗较大，也会导致脾胃之气不足。正因为孩子的脾胃之气不足，所以在遇到环境温度变化的时候，身体的各项机能会立刻失调，患上感冒。很多家长没有注意到感冒的这个阶段，没有及时地给孩子补脾，导致孩子的正气总是不足，不断感冒。甚至一次感冒刚好没几天，就又开始了下一次感冒。

孩子生病了，家长不能总想着靠药、靠外界的力量来帮孩子，我们需要强壮孩子的脾胃，让他的正气壮大起来，这才可能百毒不侵。因此，每次在孩子感冒之后，家长们都要加入最后一个阶段的调理，那就是补脾。

31. 孩子感冒快好时的补脾方

　　曾经有家长跟我抱怨说，她的孩子每个月感冒 4 次，基本上就是每个星期感冒 1 次。有时候，为了挂一个专家号，她需要凌晨 3 点去排队，这让她痛苦不堪。其实，这种情况就是因为孩子身体里的正气出了问题，总是依靠药物来治疗感冒，最后一定程度上抑制了孩子自身抵御疾病的潜能，以至于疾病一来，身体就无法进行正常的防御。

　　当时我就告诉她，除了吃药以外，在孩子感冒的间歇期，要马上补脾。于是，我给了她一个食疗的小方子，是滋补脾胃的，可以做成饮料给孩子喝，把脾补足，这样就不至于进入恶性循环了。在用了前面介绍过的 5 天用的方子后，孩子的感冒痊愈了，这时，她赶快给孩子喝了补脾的食疗方。之后，孩子从每个月感冒 4 次，减少到每个月感冒 2 次，再到 2 个月感冒 1 次，最后到不感冒，安然地度过了整个冬天。

　　增强孩子脾胃的功能，就是提升了孩子有效防御疾病的能力。试想一下，如果每次感冒来了就吃药，那无异于疲于奔命，永无宁期。

　　孩子感冒收尾期如何补脾呢？可以请中医开个小方子，调理一下，也可以自己用简便的方法调理。

> 配方：怀山药 15 克、炒鸡内金 3 克。
> 做法：熬水，每天喝 2 小杯，连用 3 天即可。

在中医里，这种通过调补脾胃来增强肺功能的思路，叫作"培土生金"，这是中医里一个常用治感冒的方法。

家长们一定要注意，在普通感冒的这几个阶段里，第一阶段和最后一个阶段是至关重要的。但这两个阶段很少有人重视，如果家长们能够上心，那么孩子绝大多数的情况下都能避免感冒，让妈妈们少担许多心。

32. 常带孩子到郊外走走

现代都市里的空气都有一定程度的污染。我在前面讲过，孩子个子矮，呼吸频率快，他们比大人更容易吸进被污染的空气。

为了让孩子的呼吸系统健康，父母一定要定期带孩子到郊外，到有绿树、泉水，空气清新的地方，让他多呼吸新鲜空气，让孩子的肺得到滋养。

我在小的时候，父亲就经常带我去郊外走，一边散步，一边给我讲大自然的点点滴滴。很多年过去了，我还清晰地记得父亲带我走过的那些路，记得河边"扑通"跳进水中的青蛙，路边林子中各种鸣叫的小鸟。每每忆及这些，我都深感难忘父母恩情。

经常带孩子去外面走走，不但开阔了孩子的眼界，让他们接触到了大自然，也让孩子和父母有了增进感情的机会，同时还能滋养肺脏，何乐而不为呢？

33. 外感疾病中的怀山药用法大汇总

怀山药是我最常用的食补佳品，基本上在补脾、补肺的过程中，我都会用到它，效果令人惊叹。下面，我把应用的思路再梳理一遍。

刚刚感受风寒的时候使用

一般正常人，寒风吹来，身体会立刻调整，使得气血运行正常，所以不会感冒；而正气不足的人，寒风一吹就开始打喷嚏、流清鼻涕。因此，在人刚刚感受风寒的时候，抓住第一时间立刻补足脾肺之气，是很重要的。此时可以用一把干怀山药片，一般孩子用 30 克左右（成人用 50 克左右），熬水，然后趁热喝下，令身体微微出汗，躺在床上，把被子盖暖和，好好睡一觉，大部分人起床后就会安然无恙——这是我在河南焦作温县考察怀山药产地时，在田间向当地农民学习的方法。

那么，用山药粉可以吗？这里面的区别是这样的：如果您吃了山药后大便干燥，则用干山药片，仅仅喝水，不吃山药；如果大便正常，甚至大便经常不成形，则可以用山药粉。

用山药粉的具体方法是：取两三羹匙怀山药粉，先用少量温水，调和成糊糊；然后，用刚刚烧开的水冲下去，不断搅拌，此时怀山药粉会成为像藕粉一样的半透明状糊糊，非常好喝。我平时基本都是用山药粉的，因为觉得这样节省食材。

自从我知道了这个方法，只要有山药粉在身边，我自己患上外感，全部都是第一时间用它来解决的，无一例外。

在外感治疗的过程中使用

在治疗各种外感的过程中，扶正与祛邪，都是必须同时考虑的问题。祛邪的药物是比较多的，但是，扶正用什么，是非常讲究的，有温阳扶正、滋阴扶正、补气扶正、养血扶正等思路，各种方法都是有用的。但是，在对呼吸系统的调理中，我最推荐的是用药性平和的怀山药来扶正。

通常，我在自己家用药的时候，都会在药里随手加一把干山药片。比如，在我父亲患肺炎的时候，我开了清热解毒的方子。但是方子抓来后，在熬的时候，我就加了一大把干山药片，用来扶助正气。

在治疗朋友母亲的肺炎时，西医用美国进口针剂，打了20针都没有效果，患者依旧高烧，最后放弃治疗。我用生石膏粳米汤，但把生石膏、怀山药、粳米等份熬水，外加6克的党参一起熬，然后让患者喝这个米汤。其中的用意就是用怀山药来扶助正气，结果当天晚上患者体温就下降，进而慢慢恢复正常。

因此，在治疗肺系感染外邪的过程中，一方面要及时祛邪；另一方面，要考虑自己的身体是否有能力配合药物祛邪。扶正也是非常关键的。我通常都会采用药性平和，可是扶正效果却非常好的怀山药。

这个治疗方法主要是从民国第一名医张锡纯学来的。张锡纯认为山药能固脾肺之气，他用来治疗肺病的方子里，有80% ~ 90%都会重用怀山药。后来我就根据张锡纯的经验，再结合我从田间地头，和农民学来的服山药的方法，总结出了这个方子。

在感冒的收尾阶段使用

一般外邪被清除以后，很多人会认为"战斗"结束了，其实此时正气经过一场大战，往往比较虚弱，如果不能及时补救，就很容易再次遭受外邪的侵袭。所以，此时我一般会让患者再吃几天补中益气丸；或者，服用 3 天的怀山药水。可以用干的怀山药 30 克，熬水，然后 1 天之内，就喝这个水，没有水了，就添水再熬，然后再喝，其他的水就可以不喝了。这样，两三天的时间，患者的正气补足了，身体就能够防范再次来袭之敌了。

其实这个方法也常用于感冒过后残余的一点儿咳嗽。很多时候，外邪大部分被清除了，但是仍然会残留一点儿寒邪。此时会没有任何感冒症状，但就是咳嗽，微微呛咳，缠绵不愈，尤其是感冒初期就服用了川贝类药物的人，往往会咳嗽几个月之久。

此时，辅助脾肺之气，可以让身体清除残余的邪气。因此，也可以用前面的方法，熬水喝 3 天，一般就会解决问题。如果按照名医张锡纯的思路，在 30 克怀山药片里，放入 3 克牛蒡子，则效果更好，只是这个方法大人可以接受，很多孩子会觉得味道不好而已。

为挽救正气而使用

这种情况，一般人用不到，但是，很多老人、少量患病的孩子，和一些久病之人会用到。这些患者，经过长期的疾病消耗，正气已经不足，根柢不固。此时，一旦感受外邪，往往会进入危急的阶段。比如老人的肺内感染，挽救颓势是很关键的，此时，我用的往往也是怀山药。所以经常有朋友问我："我的父亲正在重症监护室抢救，医生已经宣告没有什么希望了，该用什么药延缓一下生命？虫草行吗？人参行吗？"其实，我觉得虫草、人参都不大灵光的，此时，我的建议往往是用上百克的干怀山药片，熬水，然后鼻饲，以启动脾胃之气。如果胃气尚能恢复，则可救；如果胃气衰败，无力挽回，则最终结果往往是不佳的。

还有那些严重的哮喘患者，正气严重不足，根柢不固。此时我也会请他们每次用 50 ~ 100 克的怀山药片熬水，口渴的时候，就喝这个水，不喝其他的水了，喝光了添水再熬。这样喝，很快患者的症状就会被控制住。这种喝法，我也是向张锡纯学习来的。

这只是怀山药在外感中的应用，如果加上调理脾胃的，则怀山药的用法不可穷尽啊。

在购买怀山药片时，大家要留意，绝对不是淮山药，而是怀山药。这是河南焦作温县那里种植的，真正好的是垆土的怀山药，就种植在大约 10 公里长、1 公里宽的垆土地里。而且，这个地种植一次垆土怀山药，要休地 8 年左右，才能再次种植。可以说，这是上天给焦作农民的一份厚礼。

第4章

如何养好孩子的脾胃

　　清代名医陈修园在《医学三字经》里说，治疗小儿病"阴阳证，二太擒"。"二太"是指什么？一是足太阳膀胱经，一是足太阴脾经。中医认为，寒是从人的体表皮毛进入体内的，第一个侵犯的就是足太阳膀胱经；足太阴脾经对应人的脾胃。因此，"阴阳证，二太擒"的意思是：对于孩子的病，我们只要解决好外感的问题，养护好脾胃，孩子基本上就没什么大碍。这虽然是古代人的总结，但在现实生活中，小孩子的病确实大多跟脾胃不好有关。

1. 小孩子的病，大多跟脾胃不好有关

清代名医陈修园在《医学三字经》里说，治疗小儿病"阴阳证，二太擒"。"二太"是指什么？一是足太阳膀胱经（足太阳膀胱经经过体表，面积比较大），一是足太阴脾经。

中医认为，寒是从人的体表皮毛进入体内的，第一个侵犯的就是足太阳膀胱经。足太阴脾经对应人的脾胃。所以，"阴阳证，二太擒"的意思是：对于孩子的病，我们只要解决好外感的问题，养护好脾胃，孩子基本上就没什么大碍。这虽然是古代人的总结，但在现实生活中，小孩子的病确实大多跟脾胃不好有关。

西医认为，脾脏是属于人体免疫系统的一个器官，如果出问题了，切除了也没什么大的关系。比如，某人因外伤导致脾破裂，脾直接切掉，还会活得好好的。但在中医看来，脾包括西医概念上的脾和胰这两个脏器，但功能不仅限于此，还有一部分肠的吸收功能等。

西方医学传到中国来的时候，不知道是谁把中医的脾安到"spleen"这个概念上去了。中医的脾是有自己的概念的，后世却把它当作西方医学里的脾，这样一来两个"脾"的概念就混淆了。

中医有一句话叫"正气存内，邪不可干"。我在前面讲了，外邪能侵肺，可为什么外邪袭来的时候，在外界环境同等的条件下，这个小孩没问题，那个孩子却马上就病了呢？会生病的孩子，说明他正气不足，这很有可能是他脾胃不好，脾气不足。

中医认为，脾（脾属土）是生肺（肺属金）的，也就是说，脾是

肺的"母亲"。母亲体弱，孩子先天体质往往也差。脾胃不好的孩子，肺的功能一般也不好。所以很多孩子总爱感冒发烧，仔细问一问好多都是吃东西不对伤了脾胃造成的，甚至一些别的病也是吃出来的。

中医里面有句话叫"小儿脾常不足"，请家长们记住，想要孩子健康成长，就要照顾好孩子"常不足"的脾。

我建议，家长们一定要想方设法保护孩子的脾，别做伤孩子脾的事了。一般来说，很多家长没有基本的医学知识，对食物的成分不了解，往往认为味道好的就是好东西，或者是因为溺爱孩子，由着孩子的口味给他吃。殊不知，现在很多食物（比如小零食等）都有很多添加剂，这些东西含有相当比例的非天然化学成分，对孩子脾胃吸收是不利的。

2. 为什么很多孩子都贫血

我曾经受邀去北京一家大型幼儿园做讲座。开讲之前，园长对我说能不能谈谈小儿贫血。我忙问，为什么谈这个问题呢？他回答，刚刚给孩子们做过体检，有相当大比例的孩子贫血。

这件事给我留下的印象很深。当时很多家长就问我：我家孩子吃的用的都不错，为什么医生说他贫血呢？

贫血，用中医的话来说叫"血虚"。成年人的血虚有很多原因，但对学龄前的孩子来说，病因相对简单。为什么现在很多孩子的脾胃都不好，原因是家长溺爱孩子，孩子喜欢什么就给吃什么。《黄帝内经·素问》里说，"饮食自倍，脾胃乃伤"。孩子吃多了，很容易积食，一旦积食，便会影响脾脏对营养物质的吸收，进而影响脾脏的造血功能，最终导致贫血。

对于贫血的孩子，我们只要帮他们把脾胃调理好了，自然就没问题了。贫血不仅会出现在学前的孩子身上，上学后的孩子也比较多。我分析，除了饮食不当引起脾胃受伤这个因素之外，还有一个重要原因就是现在的孩子学习负担重，压力大。有些小学生写作业要写到晚上10点以后，这太伤身体了。

中医认为，"心主神明"，意思是人如果过度思考问题，时间长了，就会耗伤心血，导致贫血。

健康孩子的肤色应该是红润的，可观察现在上学的不少孩子，他们脸色发白、暗黄，这都是贫血的表现。这时，家长一定要帮孩子调好脾胃。更重要的是，千万不要为了一味追求成绩而让孩子劳神伤血了。

3. 孩子睡觉半睁着眼，四肢瘦弱是脾有问题

《黄帝内经》说"脾主身之肌肉"。意思是人体肌肉之所以丰满，要依赖脾所运化的营养——水谷精微物质和津液。清代名医张志聪在注释《黄帝内经》的时候也说："脾主运化水谷之精，以生养肌肉，故主肉"。

《黄帝内经》里说，眼睛要靠"肌肉之精为约束"，而脾主肌肉。因此，上下眼睑也对应脾，脾的问题可以从上下眼睑看出来。比如，一个人因为脾虚而导致了水肿，我们会看到他的眼睑肿胀，就是这个道理。

在孩子身上，我们也可以见到这种情况。有的孩子在睡觉时，眼睑不能闭合，像是半睁着眼睛在睡觉，这种情况中医叫"睡卧露睛"。

中医儿科的创始人之一钱乙就在《小儿药证直诀》里面提到过很多次"睡卧露睛"。他认为这是由脾虚引起的。所以，遇到这种情况家长需要及时咨询中医，看是否需要开一个调理脾胃的方子，千万别以为这是个小事，严重后影响了孩子的身体发育就麻烦了。

中医认为，"脾主四肢"。**如果脾气健运，我们的四肢就活动有力，如果脾气虚弱，我们运动起来就会不舒服，感觉吃力。**

"脾主四肢"还反映在四肢肌肉的充盈程度上。很多老中医诊病，孩子一进诊室，老中医就开始观察他，一看孩子四肢瘦弱，首先就会分析，孩子的脾可能有问题。即使孩子来看的不是脾胃病，老中医也会考虑到这可能与脾胃不足相关，会在开方子的时候加入调理脾胃的药物。

4. 为什么孩子口味重，总觉得嘴里没味道

中医认为，脾"在窍为口，其华在唇"。意思是，脾有没有毛病，可以通过嘴唇的色泽和口味等观察出来。

《黄帝内经》里说："脾气通于口，脾和则口能知五谷矣。"意思是脾和口味是相通的。一个人如果脾气不足，他的口味往往会出现问题。比如有的人总觉得嘴里没有味道，或者嘴里会出现异常的口感，这就是脾气不足的表现。

我曾经见过一位小患者，家长在叙述病症的时候，突然对我说孩子的口味非常重，吃菜时喜欢加很多盐，一定要别人都觉得味道很重了，他才感觉有味道。听到这句话，我就初步判断这孩子的脾有问题，于是让孩子的爸妈常给孩子吃一些养脾的山药、莲子肉等食物。一段时间之后，孩子的妈妈告诉我，孩子的口味逐步恢复正常了。

这就是中医理论的神奇性。很多时候，我们不知道孩子出了什么问题，但我们可以根据中医理论去分析、去解决问题。

什么是脾"其华在唇"？意思是脾的问题可以通过嘴唇的色泽判断出来。比如孩子正常的时候，嘴唇的颜色应该是嫩红色的；如果脾阴不足，嘴唇往往是鲜红色的；嘴唇是淡白色的，那就要考虑孩子是不是脾血不足，或者是受寒了。一般来讲，受寒引起的嘴唇淡白是暂时的，身体暖过来颜色就能恢复正常。如果是血虚，唇色长期淡白，此时就要警惕了。

5. 孩子为什么没胃口

不少家长问我，为什么孩子上学后，一下就变得没有胃口，不想吃东西了呢？其实，家长们如果明白"脾，在志为思""思则气结"这些中医道理，就应该明白，孩子吃饭不香可能是他的学习负担太重了的缘故。

中医认为，如果一个人思虑太过，则会气结，就把体内的脾气聚住了，结果就是伤害到脾。长期思虑过度的孩子往往胃口都不好，"茶不思，饭不想"说的就是这个道理。

现在的孩子，每天要做大量的作业，要不断去思考各种数学题、语文题、英语题等如何做，所以气机容易聚结，导致脾胃不想工作。此时，我们要想办法调整孩子的学习节奏，让他们放松，这样才能帮助孩子恢复胃口。

6. 为什么孩子睡觉流口水

中医认为，"脾在液为涎"。涎就是口水，口水能反映脾的情况。针对这个问题，我们的老祖宗分析得很细，《黄帝内经》说"五脏化液……脾为涎，肾为唾。"意思是口水分为唾和涎两部分。

正常时分泌的，濡润咽喉、口腔的是肾之液，是唾，它比较稠，会拉出长长的线，有白色的沫，叫唾沫；而我们在饥饿时看到美味后口腔开始分泌的液体是脾之液，叫涎，质地清稀。

为什么小孩子睡觉的时候会流口水呢？中医认为这是脾不足的表现。有的孩子嘴边老是湿湿的，嘴唇都爆皮了，也说明他脾不足，因为脾控制不住涎了。正常的时候，脾有收摄的能力，可以控制涎的收放。没有食物的时候不分泌，有食物才分泌。但有时候脾的功能紊乱了，涎不该出来的时候却出来了，所以才出现睡觉时流口水的情况。

还有一种情况，有时候会感觉嘴里总是干干的，这其实是脾阴不足，不能产生涎液的表现，此时需要滋养脾阴，以生津液。

7. 绝不能用特别香的食物去调孩子的脾胃

脾胃对小朋友来说，是非常重要的器官，但现在很多家长给孩子吃的东西，其实都是不健康的，像市场里能买到的很多小食品里面就含有大量的添加剂。另外，一般家庭做菜的时候，添加的调料也很多，久而久之，就把孩子的口味给提高了，非重口味不香。

口味从哪来？是从脾来的。脾气足，才能感受到口味。但口味重了，就会刺激到脾，把脾的期望值给提高了。小时候把孩子的口味提高了，长大后，他的口味就变重了。比如小时候你给孩子吃的盐多，以后他吃的菜里如果少了盐，就会觉得一点儿味都没有。一个人长大了喜欢吃什么口味的东西，很大程度上取决于小时候父母喂养的习惯。

我妹妹曾经在澳大利亚居住，每次回国探亲前，我打电话问她，回来想吃什么？她说："赶快给我准备大酱，东北的大酱。什么葱、酱、酸菜都给我准备好。"你看，小时候的口味，她长大了还是改不过来，这就是饮食习惯。

我们现在做菜的时候，要想好吃，一般都要加很多调料，要炝锅，放花椒大料，放鸡精。现在的饭店为了吸引客人，绞尽脑汁地把菜品做得色香味俱全。如果你去饭店的厨房看，就会大吃一惊，一道菜里会给你加好多调料，同时用很多油，味道特别好，特别重。这在中医叫"肥甘厚味"。

孩子的脾胃是很娇嫩的，如果孩子经常吃口味重的东西，势必会给他脾胃造成很严重的刺激。口味提高了，孩子就无法适应甘淡的味道，等到再吃清淡、营养的食物，他就吃不下去了，这绝不是家长应该做的事。

健脾之道是什么呢？就是吃甘淡的东西。"甘"就是食物里面自有的甜，比如咀嚼米饭时感觉出来的甜味，南瓜、红薯的甜，都是嚼的时间长了之后产生的那种甜，而淡则是平淡冲和的味道。

家长绝不能用特别香的食物去调孩子的脾胃，一旦被调重了，就无法适应甘淡的味道了，反过来就会让脾失调。

孩子长期吃重口味的食物，久而久之，就不愿意吃甘淡的食物了，但后者才是他们长身体所需要的。

8. 一定让孩子少吃洋快餐

美国有一部获金球奖的纪录片，叫《Supersize Me》，就是拍一个人吃某个品牌的汉堡包，早餐、午餐、晚餐都吃，看他身体会有什么变化。影片里，这个人长期吃汉堡包的结果就是身体开始发生变化。一段时间后，医生提出了严重警告，因为根据检测指标，他的身体出现了严重的健康问题。但是他坚持到底，最后身体全部失调。

这部片子播出后，影响巨大，成了医学题材纪录片的一个经典，获得了很多大奖。它说明了洋快餐的营养结构是不均衡的。对此我们要有警示，尤其是家长，要心中有数。

一个家长为孩子的肥胖问题找到我。我一看孩子，才 10 岁左右，却巨胖无比。他父亲告诉我，奶奶带孩子到海南去玩，孩子想玩电子游戏，奶奶立刻应允。小孩饿了，想吃洋快餐，奶奶就天天给他买洋快餐吃。这样吃了 2 个月，从海南回来，孩子就不对劲儿了，食欲变得很好，吃什么都止不住了。我告诉他，这样的孩子，将来心脑血管容易出问题，还有可能出现代谢性疾病，严重影响正常的生活。

据北京市卫生局统计，在北京，每 5 个儿童里面就有 1 个小胖墩儿。这一现象非常严重。

我看见很多家长跟孩子说："只要你考 100 分，我就带你吃 × ×。"**我提醒家长们，永远不要把洋快餐作为犒劳孩子的方式。**儿童时期的肥胖是非常难调理的，因为这不完全是锻炼可以逆转的问题。孩子体内所有的脂肪细胞已经增殖，在儿童时期数量已经增大了，等将来长大了，脂肪细胞体积再增大，就很难调整了。

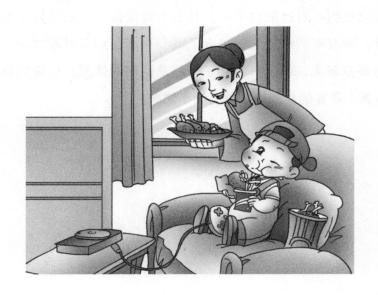

9. 孩子胖起来容易瘦下去难

很多家长找到我说："我孩子太瘦了，我想让他胖起来，怎么办？"我说，想让孩子胖起来特别容易，但如果孩子变胖了，想瘦下来却很难。

我在老家时曾跟着老中医抄方学习，见过这样的例子：孩子胃口不开，给他吃中药，吃完后果然变胖了，但是一胖起来就停不住了。家长一看不对劲，就问能不能让孩子瘦回去。老中医说："不能了。"家长特别后悔。

因为过度摄入营养，孩子的脾运化不了，这些营养就会留在体内阻碍气血的运行，慢慢地，孩子的身体就会出问题了。

对孩子来说，每顿饭吃到不饿的程度就可以了，千万不要吃得太饱。很多家长担心自己的孩子瘦，其实小时候偏瘦一点儿好。如果小时候就胖，随着年龄的增长，长大了就会更胖，到那时就难调了。**我们看那些百岁老人，很少有大胖子，都是偏瘦的体型。这说明偏瘦的人，身体各个器官的负担小，更有利于健康。**

10. 让孩子吃淡口的食物

　　我在北京中医药大学读博士的时候，隔壁的宿舍全是台湾同学，他们的饮食特别清淡。而且他们出去吃饭有个特点，先要一杯水，菜上来后在水里面涮一下，涮完了再吃。他们的原则就是——少盐、不辣、无味精。

　　有一个女孩告诉我，她刚到大陆的时候，老在食堂里面吃，菜里油和盐很重，到后来，她变成了一百多斤的胖子。她觉得不能再这样继续下去，就自己做饭吃，终于瘦下来了。我尝过她做的菜，淡淡的味道，很好吃。我问她怎么做的。她说，在锅里面放一点儿油，一点儿水，把菜往里一倒，焖一会儿就熟了。

　　给孩子吃的东西也是一样，少放油，少放盐，多吃菜的原味，这样才能保障孩子的身体健康。**在饮食问题上，我们绝不能纵容孩子，一定要控制好孩子的饮食喜好，不能由着他的性子来。**

11. 少给孩子吃奇特的东西

因为爱孩子，家长们想把世界上最好的东西都拿来给孩子吃，所以现在的孩子很多都营养过剩。我观察过一些家长，一家人到饭店去吃饭，如果孩子对某种东西有偏好，家长巴不得把这东西堆在孩子面前让他吃个痛快。

超市里，好吃的食物应有尽有，只要是孩子想吃的，都可以在里面买到。这些东西以前的人是吃不到的，甚至好多他们连见都没见过。比如说三文鱼，以前内陆城市的人都没见过这种动物，正因为没见过，骤然大量摄入，有些人的身体无法识别，一下子导致机体紊乱了。我就碰到过这样一个小患者，吃了大量三文鱼后，第二天发病，被检查出了紫癜性肾炎。虽然这样的例子不多，但是足以引起警示。

给孩子吃的食物最好以平和为主，尽量少摄入那些奇特的东西。我前面讲过，孩子的一大特点是"脾常不足"，身体各项机能还没有完善，更容易对某些食物产生反应，这个比例是大于成人的。

现在有很多食品是人造的，有各种漂亮的颜色和口味，其实都添加了不少化工原料。英国南安普顿大学 (University of Southampton) 早在 2007 年进行的一项研究就显示：饮料中添加的人工色素会导致儿童患上多动症，对低龄儿童的影响尤其大。英国有关部门根据这些数据，建议患有多动症的儿童尽量选用不添加人工色素的饮料。

12. 孩子应该保持一种节食的状态

《黄帝内经·素问》说"饮食自倍，脾胃乃伤"。别看好东西吃起来痛快，但可能吃完后就会得病。肥胖的人，内脏的脂肪特别多，这是很可怕的。国外对此非常重视，日本对此重视到什么程度呢？公务员如果腹围超标的话，辞退；公司里有人腹围超标的话，罚款。在日本的社区里，老太太天天盯着那些肚子大的目标，就跟我们原来盯计划生育一样，严防死守。所以在日本，大病的发病率是不断下降的，当地人在大病医疗上花的钱越来越少。日本医生到中国一看，都傻了，说中国人好多都在做心脏手术，在日本，几年都碰不着这么重的心脏病。因为中国疾病前的预防措施还不够，而日本预防得特好，疾病大多被消灭在萌芽阶段了。

日本人的饮食也很清淡。很多日本人到中国后，消化系统几近崩溃。曾经有位日本教授带着几个学生到中国来参观中医院所，大家热情款待，几天后，两个日本学生住院了。为什么？就因为上顿东来顺、下顿全聚德，他们在日本从来没吃过这么多的肉，身体受不了，很快倒下了。

中国女性生完孩子后，绝大多数人都变胖了。韩国人生完孩子后，一天就规定只能吃很少的肉，水果也控制数量，绝对不让多吃。

我有一位朋友在韩国生孩子，就觉得肉太少了，不够吃。她告诉我说，当时馋极了，但医生告诉她，每天就只能吃这点儿。因此，韩国女性生完孩子后，体型不胖，她们的孩子生下来体重也很正常，因为母亲没有把多余的脂肪传递给他。而国内的女性生的孩子十来斤的都有，有的产妇自己的体重也到了 200 斤。这简直是拿自己的身体开玩笑。

或许有的家长会质疑，欧美小孩吃得就挺多啊。在这一点上，我们不要跟欧美人学，他们的孩子吃得多，但运动量也很大，可以把体内多余的营养消耗掉，每个人看起来身体都非常壮。但我觉得这并不是很好，你看他们年龄大了以后，没有继续保持锻炼的人，身上好多都是肥肉，最后心脑血管疾病的发病率特别高。

人类应该保持一种节食的状态，我们一定要把这个观念教给孩子。

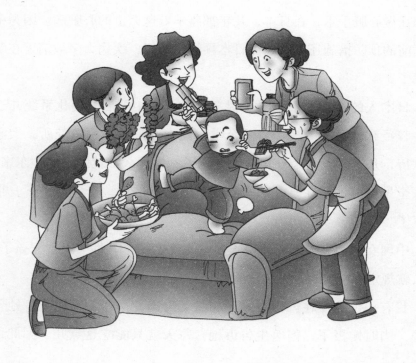

13. 脾阴虚的孩子怎么食疗

孩子的脾气不足，就得给孩子补脾。要补脾，首先得先分出阴阳来。

先说脾阴。脾阴是明代名医缪希雍提出来的，被清代名医叶天士大力提倡，但这个说法现在没多少人提了，也基本上不会用了。不过我发现，现在的孩子恰恰是脾阴不足的多。

为什么现在脾阴不足的孩子这么多？因为现在伤脾阴的东西太多了。我们吃的好多肉类都是带激素的，激素是阳性的，进入人体后就变成了一种热性的东西，长期食用，脾阴就伤了。

我遇到过很多脾阴虚的孩子，都有常年吃肉的习惯，有的孩子甚至一口蔬菜都不吃。严格地说，出现这样的情况是家长的责任，管教无方、不知利害，表面上看是顺从了孩子，其实是害了孩子。

我曾经见过一个这样的孩子，母亲、姨妈、姥姥、姑姑等 5 个人陪着来看病。她们告诉我，孩子平常一口蔬菜都不吃，只吃肉，很好动，像猴子一样在沙发上跳来跳去，没有一刻宁静。这就是肉吃多了，脾阴虚。

脾阴虚的小孩一般有什么症状呢？

　　症状：手脚心热、心烦、夜里盗汗、眼睛干、口干、喜冷饮，脉搏跳得快、下眼袋大且微微发红、嘴唇鲜红；舌头往往瘦小，颜色鲜红，舌苔薄或者没有舌苔；吃完饭后肚子会鼓起来，半天下不去，大便干燥；特别爱动，几乎没有静下来的时候，让人觉得他像火一样，不断地在燃烧。

下面我给大家推荐一个给孩子补脾阴的小方子。

> 配方：山药、莲子肉、薏苡仁、麦冬、沙参、生地。
>
> 以 6 岁的小朋友为例，这个方子的分量是：山药、莲子肉、薏苡仁各 9 克，麦冬、沙参、生地各 6 克，冰糖 1 块。
>
> 做法：把这些药放入锅里，加入 4 杯水，用大火煎煮，开锅后用小火煎半个小时。大约剩下 2 杯左右的药汁，把药汁滤出，放入 1 块冰糖，放凉。这就制作完毕了。
>
> 叮嘱：1. 这道汤喝起来甜甜的，孩子很喜欢，可以像饮料一样随时服用。每天服用 1 帖即可，连续服用 1～2 周。感冒后滋补脾阴的话，5 帖就够了。
>
> 2. 大人脾阴不足，口干舌燥、舌头红、眼睛干、手心热，喝这个也可以。

这个方子里的山药是补脾阴的，色白润肺，味甘入脾，还有补肾的作用；莲子肉是补脾的，熬的时候，最好捣碎。整个熬的话，20 多分钟都不会熬烂。捣碎后，药性就会散发出来。莲子肉里边的莲子心最好去掉，因为它是泄心火的，补脾一般是用莲子肉；薏苡仁是祛湿的；而麦冬和沙参完全是滋阴生津液的。

对于这个小方子，家长可以找附近的中医根据孩子的体质具体分析一下，然后做出增减，这样效果会更好。

另外，脾阴不足的孩子，家长注意要尽量少给他吃辛辣的食物。在中医里，热性的肉类对养阴不利，所以热性的肉类也要少吃。

14. 脾阳不足的孩子怎么食疗

脾阳不足的孩子会有什么表现呢？

> 症状：1.从舌头来看，舌头淡白，舌苔上往往布满齿痕，也就是老百姓说的牙印。
>
> 2.一动就出汗，气喘，四肢无力，少气懒言，不爱说话。
>
> 3.大便溏泄，不成形。
>
> 4.吃完饭就肚子胀，同时身体很容易浮肿。

很多孩子反复感冒，这次感冒刚刚好，下次又犯了，让家长十分苦恼。这样的孩子，一定是脾胃之气不足导致的肺气不足，所以才不断感冒，陷入了恶性循环。此时，我们要阻止这种恶性循环，就要在孩子某次感冒刚好的时候开始补脾，让正气充足，然后才能阻止下次感冒的到来。

给孩子补脾阳有什么方法呢？可以用八珍糕。

八珍糕是明代外科大家陈实功发明的。他当时考虑到很多人的外伤总是不能愈合，分析是因为脾气不足导致的，于是发明此方。后来他发现这个方子对体虚的人也大有好处，开始大力推荐。再后来，清代宫廷里面的御医开始用这个方子给皇帝等人制作保健糕点，效果也非常好，乾隆皇帝就是常年服用此方的。

配方：太子参、白术、炒白扁豆、芡实各3克，茯苓、山药、莲子肉、薏苡仁各9克。

做法：1.把这些材料按照比例多买几份，研磨为细粉，搅匀后加入大米粉、糯米粉适量，蒸糕即可。

2.如果觉得太复杂，将原配料加水，小火煮40分钟以上，煮开锅，然后稍微放入一点儿白糖。每天2次，每次1小杯。这个分量适合6岁以上的孩子，按这个比例，吃1周即可。

叮嘱：具体服用的时候，可以找附近的中医帮忙参考一下。因为这道方子只是一个补脾的思路，而中医补脾的方法还有很多，当地的中医可以据此加减分量，开出最适合您孩子的方子来。

制作八珍糕的原材料里，有几味药是补脾阳的，像白术、茯苓，但中医讲究的是从阴中生阳，所以方子里面还配了补脾阴的药物，比如山药、莲子肉、薏苡仁、白扁豆、芡实，以平衡阴阳。

八珍糕里用的茯苓和薏苡仁是为了把湿气祛掉，也是调脾的重要环节，因为湿气是脾最讨厌的，脾属土，土最厌恶湿气。

那么什么东西能够祛湿呢？中医用的是茯苓，它是一种菌类，药店里卖的是切好的白色小方块，一点儿味道都没有，放进嘴里可以直接嚼。茯苓的皮祛湿的效果最强，把皮去掉后，将里面白色的肉质成分切成一块一块的，晒干了，就是茯苓。

有人曾统计过，把所有能见到的中医方子全都输到电脑里去，然后看哪一味药出现的次数最多，结果排第一的是茯苓。这说明从古到今，中医都意识到茯苓的重要性。用茯苓以后，湿气祛掉，好多问题都解决了。最主要的一点，茯苓的性平，没有寒热的趋势。另外一个带点儿凉性的是薏苡仁，但祛湿的效果一般，所以用茯苓的时候会比较多。

在给孩子补脾时，家长们要分清孩子是脾阴不足，还是脾阳不足，然后区别对待。对脾阴不足的孩子，用前面介绍过的饮料，一般服用几天就可以明显改善；对脾阳不足的孩子，可以用八珍方来调养，食用几天，孩子的脾阳很快就能充足。

15. 孩子不需要任何保健品

很多家长问我：是不是可以长期吃这些补脾的东西啊？反正也是药食同源之品。实际上，在孩子体内寒气祛除以后，可以给脾阳不足的孩子补点儿脾阳，但是不能长期补，为什么？这会让孩子身体过热的。而且如果长期滋补，身体知道有外援来帮助了，自己的免疫功能反而会退化，所以一般是在孩子感冒过后服用 5 帖就足够。

药物的作用是在孩子的身体出现问题时帮助他渡过难关用的，之后就要靠锻炼和饮食来调理身体。

家长们还有一个需要注意的地方，就是很多家长自己判断孩子脾胃虚弱，就把这类补脾的方子当成保健品给孩子服用，这是万万不可的。孩子需要的是健康的、多样性的饮食，不是药方。前面我们讲的方子，一定是孩子确定脾虚才可以使用的。而且，这种脾虚不是家长自己判断的，一定是医生最终确诊后才可以使用。记住，正常的孩子，健康的饮食最重要，孩子不需要任何保健品。

第 **5** 章

如何让孩子不积食

什么是积食呢？就是孩子对某些特定的食物摄入过量了，超过了脾胃的运化能力，结果导致脾胃功能减弱。

孩子就像金鱼一样，看到喜欢吃的东西，就会使劲地一直吃下去。此时，父母要担起阻拦的责任。可现在不少家长觉得爱孩子，就是要把他最喜欢吃的东西提供给他，让孩子吃个够，从医学的角度来说，这不是爱，而是害。

1. 不要让孩子的脾 "死机"

关于孩子的脾胃，还有一个问题容易出现，就是不能给孩子吃太多，吃多了特别容易积食。现在绝大多数孩子的脾胃都很弱了，给他吃太多，堆到胃里，一下就堵住了。比如奶油蛋糕，很多都富含反式脂肪酸，如果大量吃下去，孩子很容易得病。

什么是积食呢？就是孩子对某些特定的食物摄入过量了，超过了脾胃的运化能力，结果导致脾胃功能减弱。

孩子就像金鱼一样，看到喜欢吃的东西，就会使劲地一直吃下去。此时，父母要担起阻拦的责任。可现在不少家长觉得爱孩子，就是要把他最喜欢吃的东西提供给他，让孩子吃个够，从医学的角度来说，这不是爱，而是害。

试想一下，如果我们把电脑同时打开几个程序，这是没有问题的。但如果一下打开几百个，并同时让它们运转，电脑可能就会死机，这种死机就和人吃多了不消化会积食一样。

我们每天吃的食物是多种多样的，适量地吃，没有问题。但我们吃同一种东西非常多的时候，超出了我们脾的运化能力，就会导致脾"死机"。

2. 教你一眼分清孩子的积食

通常，孩子积食大致分以下几种情况：

从有无胃口来看

（1）有的孩子一点儿东西都不想吃，没有胃口，这往往是食物积在胃部，胃不能受纳了。

（2）有的孩子特别能吃，可还是很瘦，这往往是积在脾了。脾无力运化，身体吸收不到营养，于是发出求助信息，需要吃更多的东西。脾这个"司令部"发出指令，于是孩子就开始猛吃。可吃得越多，脾越无力运化，最后就都泻出去了。

从有形和无形来看

（1）有形是积滞的食物还停留在胃里，往往是刚刚吃的，容易引发急症。比如孩子奶油蛋糕吃多了，第二天就发烧感冒，这是有形的积食。

（2）还有一种是脾虚夹积或无形的，就是吃某种食物过多，伤害到脾胃的运化功能了。这时孩子脾胃里具体残留食物不多（这叫"脾虚夹积"），或者积滞的食物早已不在了，但孩子的脾胃功能还是不太正常，容易反复外感。如果不及时调理，会逐渐变成"疳积"（所谓"疳积"就是因为饮食不当或者久病导致的严重营养吸收障碍。此时孩子不想吃东西，很容易烦躁啼哭，晚上睡觉也不安稳）。

有的家长问我：为什么孩子每顿饭都喝粥，什么都不敢吃，可还是积食呢？我说，这是无形的积食，是孩子的脾胃被某种食物给拖累得功能异常且至今没有恢复过来的缘故。

从舌苔上看

积食的孩子舌苔会变厚——有的是全部变厚，有的只在舌体中间出现一个硬币一样大小的圆圈。

从孩子嘴里的气味来判断

孩子积食了，有的家长会敏感地闻到孩子口中的异味，这是因为胃气不降导致的口中异味。

积食还有哪些表现

积食的孩子除了有以上表现外，有的还会嗳气，严重的还会呕吐。还有些孩子会出现大便味道特别臭的情况，有酸腐的味道，就是古人形容的"臭如败卵"。

3. 用什么办法最快调理好孩子的积食

孩子刚刚出现积食，稍有一点儿医学常识的家长一般都会比较清楚，因为孩子吃了什么，家长最知道。

有形的积食，家长可以找医生调理。不严重的，家长可以自己用以下方子来调理。

配方：焦三仙、炒鸡内金各 6 克。

做法：熬水给孩子喝。

效果：焦三仙是焦山楂、焦麦芽、焦神曲这三味药。其中，焦山楂是去肉食之积的；焦麦芽和焦神曲是清谷面之积的；炒鸡内金有化瘀消积的作用，对于促进孩子脾胃功能比较好。一般服用两三次，孩子的积食马上就会消掉。

4. 不消除孩子积食，可能引发高烧等后患

对于孩子的积食，家长们千万不要以为是小问题，如果不想法解决的话，可能引发高烧等后患。

一位在美国居住的中国妈妈，有一天突然打电话给我，说孩子高烧4天了，美国医生用药无效，所以焦急万分的她打越洋电话向我咨询该怎么办。当时，我本能地问她的第一个问题就是：孩子发烧前吃什么吃多了吗？因为在我的观念里，几乎每个孩子发烧的背后，都有脾胃失调的影子。

她回答我：前一天，几个华人家庭在外聚餐，孩子吃了很多东西。于是，我告诉她，原来孩子吃的药还继续吃，再去中药店买焦三仙和炒鸡内金各6克，熬水给孩子喝就可以了。

孩子妈妈照此方给孩子服用后，第二天就打电话说，孩子的烧已经退了。

这是一个非常典型的孩子积食导致发烧的例子，而这种情况，在我认识的孩子里是很常见的。

有经验的大夫在给孩子看病时，总是要观察一下孩子是否有积食，因为这往往是引起孩子生病的一个重要因素。

对于脾虚夹积或者干脆就是无形之积的积食，我一般会在前面介绍的焦三仙和炒鸡内金的基础上，加入一些太子参、白术等补脾运脾的药物。但这种情况相对复杂，不是家长在家里能自行解决的，需要找有经验的中医诊断，然后再开方子调理。

5. 给宝贝消积食的药不能常用，
　　可以给他推拿

　　需要提醒家长的是，消积食的药不能常用。小孩患了食积，给他喝 2 天消食导滞的药物，化掉积食就不要喝了。千万不要让孩子的脾胃"知道"有一种外来的东西能够替代它。如果天天给他喝，他的脾胃功能可能缺乏"主动性"，反而不"努力工作"了。因此，消食导滞的药给孩子喝几天，积食一消掉，马上停住，接着用玉米、地瓜、小米粥等健康的食品来调理即可。

　　调脾胃还有一种很好的方式，就是小儿推拿，母亲可以每天为孩子捏脊。

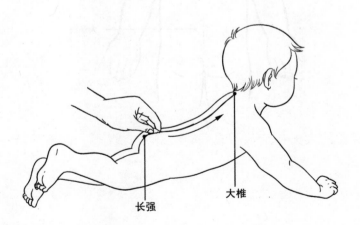

长强　　大椎

　　其实，很多小孩的问题，一经推拿很快就改善了。因为，小孩的穴位是最敏感的，稍微一刺激就会产生效果。小儿推拿是中国每一个母亲都应该学会的。

　　要保证小孩子的身体健康，只要抓住脾胃，然后再抓住普通外感，基本上就能够解决日常的问题了。如果我们每一个父母能够懂得这些中医的育儿知识，那么我们的孩子会健康得多，幸福得多。

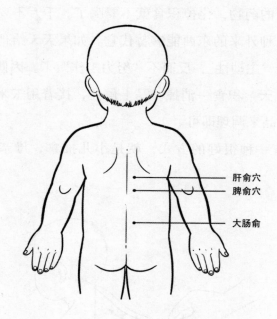

肝俞穴
脾俞穴

大肠俞

6. 多带孩子接地气

人是要接地气的，但现在我们的孩子大多生活在都市里，接触的多是水泥地。孩子们住的是高楼，外面是柏油路，上学大多坐车，距离泥土越来越远了。

多接触地气对孩子的身体到底有什么好处？南怀瑾老先生讲过，在过去，很多背井离乡的人都会随身带上家乡的泥土。这里面有很深刻的含义。当你在异乡患上了思乡病，实际上有可能是你跟故乡的土失去了联系，身体缺乏某种成分。过去的方法是拿家乡的土熬水，然后将水喝下去，很多人的思乡病就会好了。这到底是不是科学的？是不是身体里所缺少的微量元素这样就补充了？这些问题还有待探讨，但这至少是中国古文化的一部分。可能日后的某一天，科学发展到一定程度了，就会找出其中的原因。

我们中国人把土看得无比重要，认为土"厚德载物"，这是土德。我们讲五行，东方配木，南方配火，西方配金，北方配水，中央配土，把土放在中央，可见土是多么重要。土跟人到底有什么密切的关系，中医也解释不清楚。但是无论如何，我们所吃的粮食都是从土地里生长出来的，孩子跟土多接触确实是有好处的。

我前一阵看资料，德国一个儿科专家建议儿童多接触泥土。他说，因为土含有很多微生物，我们不接触它，所以身体对这些东西一点儿防御也没有。你只要接触一次，身体知道这东西了，以后能识别，就像电脑病毒似的——知道了病毒的存在，就能建立一个系统，阻断这个病毒。如果从来不接触它，我们的免疫系统对它一点儿识别能力都没有，一旦生活中碰到这种物质，就很容易出现过度的免疫反应。一旦免疫系统紊乱，哮喘、过敏之类的疾病就出现了。这就是德国儿科医生的解释。

现在，城市里患哮喘的孩子比例非常高。为什么城里孩子的哮喘发病率要远远高于农村孩子，发达国家要远远高于发展中国家？我想，这跟接触泥土时间的多少可能是相关的。

经常接触泥土，泥土可能就会给我们传达一些信息，比如身体会接触到一些微生物，然后就会形成一种识别和防御系统，而这正是我们身体所需要的，对我们的免疫系统是有好处的。而西医的脾就是免疫系统的一部分，这部分内容也包括在中医的脾的概念里，脾属土，所以接触泥土对中医所谓的脾也是有好处的。

孩子天天待在城里是不行的，要带他到郊区，到农场去玩土、玩沙子，去接触大地。**一定要让孩子在大自然中成长，这对保护孩子的健康很重要。**

第6章

如何让孩子不咳嗽

　　孩子咳嗽了，中医认为，这是外邪伤到肺的表现。本来"肺为娇脏"，孩子的肺则更为娇嫩，如果处理不好，外邪就会留在里面，可能引发孩子肺部的其他毛病，比如哮喘等。

　　治疗孩子的咳嗽，最重要的是要找到引起他咳嗽的原因，不能针对咳嗽本身去止咳。咳嗽是外邪入里导致的，正确治疗咳嗽的思路应该是往外走，往上走，不能用药强行往里面压，我们要找到引起咳嗽的根子——外邪，把主要力量放在解决外邪上，把次要力量放在调理咳嗽上。

1. 孩子一咳嗽不要马上想着止咳

孩子咳嗽了，中医认为，这是外邪伤到肺的表现。本来"肺为娇脏"，孩子的肺则更为娇嫩，如果处理不好，外邪就会留在里面，可能引发孩子肺部的其他毛病，比如哮喘等。

孩子得了哮喘以后会比较麻烦，在医院里面治疗，常常会用到治哮喘的激素类药，稍不注意就会对孩子的生长造成影响。哮喘还有一个很坏的地方就是如果当时没有治好，可能伴随一生，最后甚至会因为这个病而送命。邓丽君就是因此病而早逝的，特别令人惋惜。其实，小孩子基本上不会无缘无故地咳嗽，一旦咳嗽，一般都是由外邪引起的。如果成人患有咳嗽，除此以外可能还有别的原因，比如肾虚等。《黄帝内经·素问》里说，"五脏六腑皆令人咳，非独肺也"。但是孩子的体质较为单纯，哪来那么多的肾虚呢！

治疗孩子的咳嗽，最重要的是要找到引起他咳嗽的原因，不能针对咳嗽本身去止咳。

打一个比方，有个成语叫"立竿见影"，是说把竿子立在那里，立刻就可以看到影子了，要想清除影子，只要把竿子拿走就行。但如果我们不拿走竿子，只想凭空清除影子，那是无法做到的。

治孩子的咳嗽也是一样的道理，外邪入侵，这就相当于竿子，而由此引起的后果，就是咳嗽。所以咳嗽只是影子，我们想要清除咳嗽，需要把力量放在祛除外邪上，如果一味地去治疗咳嗽，反而会做许多无用功。

2. 不要夸大孩子的咳嗽，
以免影响医生的判断

中医里有句话叫"见咳休治咳"。但是在很多情况下，家长无法正确看待咳嗽，一听到孩子咳嗽，就觉得无法忍受。

有一个外地朋友，在我出差时给我发短信说："求求罗博士，救救我的孩子吧！孩子的咳嗽让我们都快崩溃了！"

我想这可不得了啦，不能见死不救啊。但等我见到这家人，询问了好久，都没听见孩子咳嗽一声。我很奇怪，就问为什么没有听到孩子咳嗽呢？他们回答我说："孩子早晨起来会咳几声，晚上睡觉前会咳嗽两声。"我一听就晕了，心想这就是你们说的重病啊？这孩子一天才咳嗽四五声。家长就已经觉得受不了啦，用非常严重的语气来形容孩子的病情，他认为形容得夸张一些，医生就会更加关注。

这样的例子并不罕见，很多家长在孩子生病后都会本能地这么做，可大家不知道这样做的后果其实会耽误孩子的病情。因为医生诊病的时间是很短的，他没有更多的机会像家长那样观察孩子，所以他会仔细地听家长的描述。如果家长说话夸张，那医生会想：咳嗽这么厉害，应该下一些力道大的药物，结果猛药一下，不但咳嗽没好，孩子的脾胃也垮了。

出现这种情况不能全怪医生，家长没有准确地描述孩子病情也是很大的原因。**因此，家长学习医学知识的一个重要目的，就是在孩子生病后能够恰当地汇集孩子的症状，向医生准确地描述。**

3. 治咳嗽不能用药往里面压

家长一定要正确地理解什么是咳嗽，咳嗽就是孩子体内的"前线部队"在跟"敌人"交火，想把"敌人"赶出去，那些"枪声"就是咳嗽。这时，我们不能跟"司令"——医生汇报，说战斗太激烈，我受不了，快想想办法让它们停止打斗吧。

孩子咳嗽的时候，家长们往往都希望用强力止咳的药，这样就相当于直接把神经给阻断了。

根据我的经验，即使当时用强力止咳的药物把咳嗽止住了，但一般都是压一段时间后又爆发了。因为强力止咳的做法会导致邪气直接留在肺里出不去，祛不了根，结果咳嗽会迁延不愈，每年到一定的时期都会发作。

咳嗽是外邪入里导致的，正确治疗咳嗽的思路应该是往外走，往上走，不能用药强行往里面压，我们要找到引起咳嗽的根子——外邪，把主要力量放在解决外邪上，把次要力量放在调理咳嗽上。

4. 孩子刚刚开始咳嗽时应如何调治

正因为咳嗽跟感冒几乎是同时出现的，所以刚刚开始感冒就咳嗽的情况，和感冒第一个阶段一样，往往是寒气袭肺的表现。

症状：孩子的鼻涕是水一样的清，痰是白的。身体表现为寒冷的状态，比如手脚是冰凉的，身体怕冷。有些大一点儿的孩子会觉得一吹风就头疼，尤其是膀胱经循行的路线附近和脖子的后半部会疼。

这个时候，外寒邪还停在体表，治疗起来很简单，可以喝紫苏叶茶来调理。

配方：紫苏叶（5 岁左右的孩子用 3 克，大人用 6 克）。

用法：把紫苏叶放到锅里，加入 2 茶杯水，盖上锅盖，开大火煮。煮开后改成小火，等煮开 3 分钟后，就可以闭火了。焖七八分钟就可以饮用了。

叮嘱：紫苏叶熬煮的时间不能太长。用开水泡，或者是熬开锅后两三分钟就可以了。服用紫苏叶水之前，让孩子先吃点儿东西。空腹服用，元气不足，无法发出汗。

　　除了用紫苏叶泡茶喝，还可以在治风寒感冒的同时用一点儿宣肺止咳的药，比如橘红。橘红就是橘子皮，是广东那边的橘子，颜色有点儿红。把皮剥下来以后，刮掉里面的瓤，留下来的就是橘红。

　　中医认为，人跟自然是相对应的，甚至与植物的果实也是相对应的。果实外面的皮治身表的事，如橘子皮加白色的瓤，变成了理气和中、化痰的陈皮。陈皮与橘红（散寒、宣肺止咳）是两种药。

　　像我自己，平常有时受寒咳嗽，也会买来橘子，洗干净，皮剥下来后加水煮汤喝。

　　有一天，微博上有网友给我留言，说看我的博客后知道橘子皮有宣肺止咳的作用，就剥下来泡水喝了，咳嗽居然好了。他是搞药物研究的，有思辨的习惯，就去找制药公司的老医师论证："为什么中医说用橘子皮泡水喝，咳嗽就好了？"老科学家的回答是："可能是因为橘子皮里含维生素 C。"我听后笑了，西医和中医的思路就是不一样。

5. 孩子受寒咳嗽的第一阶段
　　（刚受寒阶段），别用百合和川贝

现在，很多孩子刚一受寒咳嗽，家长就给他食用百合。其实百合不适合在这会儿用，它会把邪气闭合在身体里，这是古人曾经论述过的。还有，百合最大的问题是不能久用，否则会有毒性。这一点，父母们一定要注意。

还有不少父母在孩子感冒的时候，喜欢用川贝（贝母有好几种，我们常用的也就两种：川贝母、浙贝母）来化痰止咳。这是不对的。

川贝的药性苦、甘，微寒，具有清热润肺、化痰止咳、滋润的作用。它一般是用来缓解燥咳，尤其是阴虚燥咳的，对阴虚导致的痰中带血病症比较有效。而孩子初感风寒，不适合使用川贝等滋润的药。

浙贝，即浙江象山产的贝母，也叫象贝，个头比较大。它的滋润作用没有川贝强，但是能散邪化痰、散结解毒，一般是在外感热证的时候用。

大家记住了，孩子外寒初犯的时候千万不要用川贝，这是很多家长易犯的错误。很多家长认为，孩子咳嗽，用川贝捣成末放到梨里面蒸，喝汤吃梨后，咳嗽就能好，但往往事与愿违。

实际上川贝炖梨这个方法只适用于调治燥热之咳、阴虚咳嗽或者热邪伤到津液之症。如果小孩在感冒的外寒阶段用了这个方法，那就相当于是寒上加寒，往往会把寒气闭在身体里面，弄不好一咳嗽就是一个冬天。

6. 妈妈如何观察孩子受寒咳嗽的第二阶段（外寒里热阶段）

感冒的第一阶段是外寒入侵的阶段，寒气待在孩子体内的时间不定，有时非常短，有时会持续一两天。如果这个时期没控制住它，寒邪就开始向身体里面长驱直入，在里面遇到了身体的防御部队，开始交战，于是状态马上就变了。此时体表仍有外寒，但体内开始出现热象，这就是外寒里热的阶段。

外寒里热的症状有哪些

（1）看鼻涕

受寒后感冒的第一个阶段流的是清鼻涕，转入第二个阶段（外寒里热的阶段）之后，鼻涕会逐渐向黄涕、黏稠发展。在这个阶段，"正邪"之间不断进行拉锯战，因此鼻涕的颜色会一日三变。很多家长发现，孩子早晨起来时，鼻涕是黄色的，可到白天就变清了。这是因为晚上正气不足，外邪向身体里面进入了，与身体交战化热了，所以鼻涕呈黄色；白天正气足，又把外邪驱逐到体表，此时仍然是寒邪，因此又变成了清鼻涕。

不少父母问我，说孩子的鼻涕早晨呈黄色，到了中午变成白色的了，问孩子到底患的是风寒咳嗽还是风热咳嗽？其实，寒热只是不同阶段的表现而已，如果死教条，认为咳嗽和感冒一样，也有风寒咳嗽和风热咳嗽，那就说不清楚到底是风寒引起的咳嗽，还是风热引起的咳嗽。

（2）看痰

这个阶段，痰的颜色会开始变黄，虽然有时候也是清黄交替，但大多数是黄色的。孩子的痰吐出来后，你会发现在一堆清得像鸡蛋清一样的痰中央，有一块黄色的混杂在一起。如果进入"表里俱热"的阶段，那么就会变成浓浓的一块黄绿色的痰了。此时孩子咳嗽，你会听到他（她）喉咙或者气管里有痰的声音。

（3）看舌脉

有时候，孩子咳嗽却没有痰，我们无法判断他的痰是黄色还是白色的。一般医生为了观察痰的颜色要等很久，但是也未必能看到，这时候就要根据孩子的舌质来判断。

这个阶段，舌质的边尖是红色的，经常感觉口渴，想喝水，体温是热的。此时，给孩子把脉，手轻轻一搭，可以明显感觉到脉搏的跳动得比平时快，中医叫"脉浮数"（脉象又表浅又快）。这时，孩子身体的热增加，一般是 1 分钟体温会上升 1℃。

其他表现

（1）发烧

孩子发烧是外寒里热的一个重要表现。在有外寒的同时发烧，说明里热比较严重了。这是向身体内部侵犯的邪气与身体的防御部队开始"交火"的结果，"战斗"比较激烈，所以会出现热证。有些孩子发烧的同时，仍然感觉身体怕冷，这是寒邪仍然有一部分留在体表的缘故。古人说，有一分恶寒，便有一分表证，说的就是这个意思。

（2）鼻子里有点儿冒火的感觉

虽然体表还寒，有怕冷的表现，但如果我们把手背放到孩子鼻子前面，会觉得很热，中医形容这是"热气喷手"。

（3）嗓子有点儿不对劲了

嗓子有点儿发痒，这是嗓子红肿、疼痛的前兆，说明热毒开始聚集于此了，严重一些的，就是咽喉肿痛。

（4）感觉眼睛热热的

尤其是闭上眼睛的时候，觉得非常干热、难受。

（5）咳嗽的声音比较深

因为邪气进入了孩子体内，所以咳嗽的位置往往是咽喉部以下。父母听孩子咳嗽的声音，会发现发声的部位较深，气管里面也有声音发出。

以上这些症状都说明邪气要入里化热了。这个时候有可能体表还有寒，身体的情况是寒热并存，我们可以称之为"外寒里热"，也叫"寒包火"，这是整个感冒过程中占时间最长的阶段。

此时，症状会特别怪，鼻涕和痰的情况会不一致：鼻涕可能是清的，痰是黄的，或者，鼻涕和痰是黄白相间的。家长要及时观察孩子的情况，给医生提供最新的病史，方便医生诊断。

7. 孩子受寒咳嗽的第二阶段怎么办

　　孩子受寒咳嗽的第二阶段，一方面，我们要用温热的药清除体表之寒；另一方面，稍微加一点儿化痰的药，清除引起咳嗽的外邪就行了。

　　很多孩子反复咳嗽，迁延不愈，我一看孩子吃过的药方子，里面的药全都是用来宣肺止咳的，没有配一点儿清除外邪的药物，这就是对咳嗽的本质认识不够。打个比方，咳嗽本身并不是病，它只是外邪入侵引起的一种症状，好比地上生长的草，而外邪入侵才是草的根。如果没有清除草根，全部的药物都用来清除地面以上的草，可以想见，杂草是去而复生，无法清除干净的。

　　家长们应该清楚地意识到，孩子这个时候的热咳，完全是因为寒邪入里化热造成的，必须清热才行。这就需要在选择药物的时候，既要清热，也要散寒。

　　清热的药物，我在第 3 章介绍治疗感冒的药里讲过了，像金银花、连翘、蒲公英、鱼腥草等，都是清透外邪的主要"部队"，它们负责攻坚战，同时，再配合一点儿清肺热的药物，像桑叶、浙贝母、枇杷叶等。

　　那散外寒要配什么药呢？中医一般会配往外走的，比如麻黄、紫苏叶、防风等。这样，大家在看到各种中成药的说明书时，就知道在外寒里热这个阶段该选什么药了。

8. 如果家长懂一点儿医学知识，
孩子生病时就不会盲目求医

我经常听一些家长说，生病后到药店看着那么多的中成药无所适从，不得不询问店员，可店员也不一定了解中医知识，因此他们买药时心里没底，非常茫然。

其实，如果家长懂得一点儿医学知识，孩子生病时就不会有乱求医的困惑，面临选择对症药物的时候，就会清楚多了。

比如，我们见到药店里面卖的急支糖浆，它是由麻黄、鱼腥草、金荞麦、四季青、前胡、枳壳、甘草组成的。其中，麻黄是热药，是散外寒的；前胡是宣肺的；鱼腥草、金荞麦、四季青都是清里热的，都是解毒的药物，宣肺解毒的效果非常好。

清楚了这个方子的基本成分，我们的心里就有底，明白该买还是不该买了。要提醒一下家长的是，通常急支糖浆非常浓，需要兑入热水，稀释以后服用效果才更好。

9. "咳喘"就是"肺炎喘嗽"

在中医里，咳嗽引起的喘叫"咳喘"。它是说咳嗽得厉害了，会出现张口抬肩，呼吸困难的情况，严重的甚至不能平卧。此时用听诊器听诊，会听到哮鸣音，这主要是因为痰阻于呼吸道导致呼吸不畅。

在中医儿科教材中，此症为"肺炎喘嗽"，其实就是咳喘。具体的症状为发热、咳嗽、痰壅、气急、鼻煽为主，重者可见张口抬肩，呼吸困难，面色苍白，口唇青紫。

为什么孩子感冒引起的咳嗽，会出现哮鸣音呢？

这是因为人的呼吸道非常娇嫩，小朋友的则更甚。人患了感冒，一般会引起热证（西医称为炎症），严重的话，还会引起呼吸道局部的肿胀，导致呼吸道变得狭窄。儿童的呼吸频率比成人快，所以此时呼吸道的压力非常大，很容易出现哮鸣音。但这种哮鸣音与哮喘不同，它是由炎症引起的，只是一个随之而来的症状。

用"立竿见影"来形容的话，感冒引起的炎症是"竿"，随之而来的症状——咳喘是"影"。把影子当作疾病来治，怎么治疗都不会有效果，因为这是"捕风捉影"。最有效的方法就是把竹竿去掉，那么影子自然就消失了。

中医一般用治疗感冒和咳嗽的方法来治疗咳喘，对于外感导致的寒证用宣肺止咳散寒的思路；对于热证，则用清热化痰的方法，用的药都是普通的治疗咳嗽的药物。当然，对于病重患者的虚性咳喘，一般采用补的方法。这种情况一般多见于老人，儿童发生得很少。

10. 很多咳喘的孩子，被扣上了哮喘的"帽子"后接受激素治疗

中医所说的哮喘，一般是典型的哮喘，通常是有宿根的，发作的时候哮鸣音明显，喉咙里面发出明显的哮鸣音。元代著名医学家朱丹溪曾经说过"呼吸之息，不得宣畅而为喘急"。他指出"喘"是因为呼吸道不顺畅。而"哮喘"这个词，也是朱丹溪提出来的。咳喘和哮喘在朱丹溪那里也是分得很清楚的。

哮喘有的是受风寒引起，有的是吃鱼虾盐卤等引起的。现在很多孩子在患了感冒之后，因为治疗不及时，加上呼吸道娇嫩，咳嗽严重很容易就会变成咳喘。此时要用治疗感冒的方法，先把孩子的感冒治好，同时止咳，这样就没有问题了。

但现在出现了一个比较不好的现象，就是孩子到了医院，被某些医生用听诊器在胸腔听到了一些哮鸣音，就诊断为哮喘，然后就开始开一些激素类药。

西医里没有咳喘这个说法，他们比较重视哮喘，外感引起的喘并未引起足够的重视。西医诊断，基本上是咳嗽和喘息呈阵发性发作，听诊中带有哮鸣音，就可以算是哮喘了。

其实，西医儿科也是有严格的检查诊断规定的，比如儿童哮喘，需要在听诊双肺时听到哮鸣音，使用支气管舒张剂有明显疗效，及可疑病例需要进行支气管舒张试验，呈阳性者方可确诊。但是我听一些

家长描述，有的医生听一听就确诊为哮喘了。很多咳喘的孩子，就是这样被扣上了哮喘的"帽子"。

孩子被定为哮喘患者，接着就会进行激素治疗，很多孩子一用药就是若干年。最后甚至变成孩子每次咳嗽，都要用激素来治疗。不能停，一停就立刻咳嗽，成为激素的依赖者。

一些患咳喘的孩子在使用激素效果不好后，开始看中医。到了中医那里，家长就照西医的说法说自己的孩子患了哮喘。其实很多孩子在看病的时候并没有发作，但医生一听说是哮喘，就开始用中医里面那些治疗哮喘的力道比较大的方剂，比如小青龙汤等，甚至是补肾的药物也用上了。这样做的结果等于是将中医里面的咳喘按照哮喘治疗了。

这样治疗的效果当然不好。大家想想，孩子的咳喘是由感冒引起的，有些其实连咳喘都算不上，却按照哮喘来治疗，效果能好吗？这也导致了大家对中医的不信任——用了那么久的药，却不见效果，进而产生"中医不能治哮喘"的看法。殊不知这是因为中间没有沟通好，把咳嗽按照治哮喘的方法治疗。这么做，孩子的免疫系统紊乱了不说，还会越治越乱，所以才出现让人失望的结果。

对于咳喘，使用治疗感冒的药物，把炎症去掉，呼吸道就会变得通畅。把引起咳喘的原因消灭了，孩子就不咳嗽了，也不会咳喘了。接下来，孩子的呼吸道会进行自我恢复。在平复期，我们用平时调肺或者补脾的方法，都可使孩子恢复健康。

如果遇到真正的哮喘，用一些对症的，比如小青龙汤等方剂都是很好的，而激素等外用喷剂也是可以用的。

现在，激素过度的问题不断出现，所以跟大家呼吁一下，激素不是不好，但是要对症和适度。在控制感冒和咳嗽中，如果用了抗生素也不见效，可以使用中药，不一定非要用激素不可，这样才能避免更多的儿童被过度治疗。

家长不必害怕哮喘，只要治疗方法得当，孩子一般都会恢复的。

11. 孩子咳嗽的第三阶段（表里俱热阶段），家长一定要带孩子就医

孩子的外感咳嗽，是随着外感的进程而变化的。当外邪完全进入体内，出现热证的时候，就标志着身体的抵抗开始进入白热化了。

在这个阶段，孩子会发高烧，咳嗽出来的痰是黄色的，有时候甚至是黄绿色的，鼻涕也是黄色的。此时，家长要特别注意孩子咳嗽的声音——咳嗽的声音明显变深，感觉是从胸腔里面发出来的，而且有很多像气泡破裂一般噗噗的声音，与以前只是在咽喉部的咳嗽不同。

用现代医学的术语来说，孩子已经发生肺内感染了。这时，家长一定要赶紧带孩子去医院寻求帮助，让医生来处理，如果耽误了，孩子有可能会受到严重的伤害。

在里热的阶段，家长一定要坚持给孩子用药，直到外邪全部清出去。判断的标准就是孩子的咳嗽声音不再那么深，黄痰彻底地消失。很多家长心疼孩子，不等外邪清除干净，就停止了用药，结果导致病情反复。

12. 孩子有很多黄痰怎么办？
喝中成药复方鲜竹沥口服液

在孩子咳嗽的第三阶段，我给家长们介绍一种中成药——复方鲜竹沥口服液，可以辅助孩子消除热痰。

竹子全身都是宝。竹叶可以清心火，竹竿的青皮刮去以后，把里面白色的肉刮成丝，叫竹茹，可以清热化痰，除烦止呕。

竹子被竹蜂咬破了，会流出汁液，这种液体凝固了以后也是一味药材，叫天竺黄，能清热化痰，对调治孩子的惊风有很好的效果。如果把竹子砍成一段一段的，然后烧竹子的中间，那么两端的断裂处就会流出汁液，这就是大名鼎鼎的竹沥了。竹沥是寒性的，可以清热化痰，擅长清除四肢百骸的热痰，无处不到，效果卓著。

复方鲜竹沥口服液这个方子，是一种中成药，以竹沥为主要原材料制成。这个方子国家是有生产标准的，成分包括鲜竹沥、鱼腥草、半夏、生姜、枇杷叶、桔梗、薄荷油。鱼腥草是清肺热、解毒的；半夏是燥湿化痰的；枇杷叶是清肺热的，有降气的作用；桔梗是解毒排脓的，起向上宣泄的作用；薄荷是利咽的；生姜在这里是反佐的，怕竹沥太寒了，用生姜温化痰涎的效果加以缓解。

什么时候用这种药呢？在孩子痰很多，而且痰黄的时候。

有一次，有位朋友患了上呼吸道感染，准确地说是感冒没有控制住，结果整个上呼吸道感染了。和我说了没多大一会儿，他喉咙里就咳出来很浓的一大块痰。

当时我想，一定得给他清热透邪，但他体内的痰应该先化去，用什么呢？于是我想起了复方竹沥，就给他开了个方子，然后再搭配复方鲜竹沥口服液。

结果，这位朋友到家没多大一会儿，就给我来电话，说效果太好了！询问之后才知道，因为这个口服液方便，他进屋就立刻打开喝了2小瓶。喝完大约半个小时左右，他就觉得自己的痰开始明显地少了。第二天，痰基本上就消失了。

在孩子的疾病里，热痰是很讨厌的，有时候就是因为痰清不干净，导致病情总是很复杂，有些孩子甚至要在医院里面吸痰。鲜竹沥液的好处在于起效迅速，干净利落。

用复方鲜竹沥口服液的临床指征是：有痰，而且痰必须是黄色的。但此方不适合寒证，比如痰白，鼻涕清。另外，虽然它效果不错，但毕竟只是辅助祛痰，只能消除症状，不能解除外邪。很多家长一看这味药的效果非常好，就其他什么药也不用了，只用这个，这是不对的。这样痰虽然化掉了，外邪还在，停药后，痰还会再生出来。

在积极求医的同时，家长还可以给孩子准备一些清淡的饮食。中医认为，鱼肉会助湿增热，因此我们不要给孩子多吃此类食品，辛辣的食物也最好别吃。家长可以给孩子吃些白梨、荸荠等食品。热邪会损伤津液，而这些水果会增加孩子体内的津液。此外，西瓜有一定的泄热作用，只是不要吃得太多。

13. 孩子咳嗽的第四阶段（咳嗽快好时），
用名方止嗽散泡脚防反复

一般来说，孩子身体在经过了与外邪的前三轮交战以后，咳嗽会进入下一个环节，就是重回外寒的阶段。当我们用药把外邪向外清，慢慢地，痰没有了，或者痰又变回一块一块的白色，鼻涕也变清白了。这说明热清掉了，但痰还在，邪气已撤回到体表了，露出了本来的面目，变成了凉的。这时候，任何感冒的症状都没有了，只是说话时鼻音还有点儿重，稍微有点儿鼻塞，偶尔会咳嗽几声。

这个阶段家长不能大意，很多孩子就是因为家长在这时放松了，没有及时处理，所以导致孩子病好之后还时不时地咳那么几声。

这个阶段就只需要用一点儿宣肺散邪的药物，帮助身体继续排出外邪就可以了，这些药物一般是辛温的。

中医有个方子，叫"止嗽散"，出自宋代王衮所著的《博济方》。清代名医程国彭（字钟龄，安徽人，在世时医术高超，声名远播，出的方子都比较经典）写的《医学心悟》一书中也有记载。方子里有荆芥、陈皮、桔梗、白前、百部、紫菀、甘草，里面的药物基本上是温的。这说明程老中医的心里是非常有数的，绝对不会含糊用事，所以开出来的方子疗效才好，才被老百姓称为名医。

这个止嗽散在寒咳的时候用，效果非常好。在咳嗽的最后阶段，它也是温肺止咳的，疗效不错。

配方：荆芥3克、陈皮6克、桔梗6克、白前6克、紫菀6克、甘草6克，这是5岁以上孩子的量。

做法：熬水，开锅10分钟即可，然后将药汁兑入温水，给孩子泡脚，每天泡2次，每次泡15分钟，一般连用两三天即可。

叮嘱：此方必须是孩子在感冒痊愈的情况下使用，如果仍在感冒，则不能用这个方子。有的孩子还在感冒，家长就急于使用此方，这是没有效果的。记住，一定是在仅剩余一点儿咳嗽的时候才可以用。

14. 感冒快好时孩子仍有寒咳，
给他喝苏叶橘红饮

> 症状：感冒快好时的咳嗽。
>
> 配方：紫苏叶、橘红各 3 克。
>
> 做法：橘红和紫苏叶混在一起，用开水泡来当茶饮用就可以了。

我刚到北京考博士时，认识一位老总。有一次到他家去，正坐在那儿喝茶聊天，他的孩子从楼上下来，咳嗽得很厉害。我说，孩子现在用什么药呢？他说用青霉素类药物，炎症是没有了，但是咳嗽依旧，已经很多天了。我问他孩子鼻涕是什么颜色的？回答说都是清的。

我当时就说，咳嗽的最后一个阶段很多孩子经常是这个样子。这会儿，孩子身体快恢复了，体内的热可能都清没了，就剩下寒留在这儿出不去。这时候，家长需要帮孩子最后一把。

于是我就给他孩子开了止嗽散，又嘱咐他，在给孩子熬药的时候，直接将橙子皮切成条放在里面熬。

第三天，这位老总给我打电话，说孩子第一天咳嗽就好了大半，到第 3 帖药全好了。他说剩下的 4 帖药留着，下次咳嗽时再用。我告诉他，下次不一定能用，不同的阶段要用不同的药。

其实，这个方子一点儿也不神奇，因为这几味药太简单了。但就是如此简单的药，就能恰如其分地帮孩子把身体最后的邪气彻底驱赶出去。

这些都是中医的智慧。中医把咳嗽分得很细，用药也很细，所以才会起到立竿见影的效果。家长如果懂得这些道理，在孩子咳嗽的时候，就会从容不迫，不至于临阵茫然了。

15. 感冒快好时孩子仍有寒咳，
给他吃烤橘子非常好

孩子感冒快好时仍有咳嗽，很多家长不知道什么原因。其实，这多半是孩子阳气不足，尤其是脾胃阳气不足，以致无法清除体内残余寒邪。这时可以采用我前面讲过的用紫苏叶煮水泡脚的方法，也可以吃烤橘子。

为什么吃烤橘子会有散寒效果呢？因为，中医会把橘子的皮分成两种中药，带里面白色橘络的是陈皮，有和中理气、化痰止咳的作用；把里面白色的肉刮掉，烘干，就叫橘红。橘红辛、苦、温，归肺、脾经，可以散寒、燥湿、利气、消痰，用于风寒咳嗽、喉痒痰多、食积伤酒、呕恶痞闷等情况。橘红对外感风寒而导致的咳嗽效果比较好。但是我们一般用的橘红都是干的，其实新鲜的橘子皮药性更强。散寒是需要辛发之性的东西，越新鲜越好，所谓"生者尤良"是也。

配方：橘子 1 个。

做法：1. 取 1 个橘子（颜色微微发红一点儿的好），然后用筷子插进橘子，放在炉灶上开中火烤，待接触火的地方很快变黑后，再用筷子反转橘子，让其他地方接触火苗，等橘子全部变黑的时候，就可以闭火了。

2. 把橘子拿下来，放温后剥开，让孩子吃里面的橘子肉。每次吃 1 个，每天吃 2 次，或者根据孩子的年龄和胃口来决定。

叮嘱：1. 橘子皮的颜色变黑就可以了，不要烧成炭。

2. 一般情况下，对于寒咳，用这种方法很快就可以止住。

3. 除了感冒后残余的咳嗽，对于刚刚被寒风呛到后开始咳嗽的孩子，也有不错的效果。

在烤橘子的时候，如果家长细心观察，会看到在橘子表面接触火焰的地方，有像喷发的小火苗从橘子表面升起，在橘子的里面，也有很多这种喷发。此时，橘皮里面的药性成分，会蒸发到橘子肉上，这样，橘子肉就带有了橘皮的药性，而孩子又比较喜欢吃橘子肉，虽然烤过的橘子微微带点儿苦味，但是总比药物要好吃多了。

有一个孩子感冒几天后残余咳嗽，他母亲问我怎么办，我告诉她吃烤橘子。结果前一天孩子还频频咳嗽，吃了 1 个橘子，第二天咳嗽就很少了，可见效果还是不错的。

16.感冒快好时孩子仍有热咳，吃川贝炖梨

前面讲到的是孩子体内有寒邪残余时的调理方法，那么，如果有热邪残余该怎么办呢？

感冒快好时有热咳的表现：没有什么痰了，或者痰很少，但是很黏稠，往往是干咳。舌质是红的，大便容易干，手脚容易发热，尿容易黄等。

这个时候，就可以用流传很广的川贝炖梨了。

配方：川贝粉 3 克、白梨 1 个。

做法：1. 把白梨的上端切开，挖去梨核，把川贝粉放入，然后盖上。

2. 把梨放入碗里面，添些水，放入蒸锅内开始隔水蒸 30 分钟左右。

3. 最后，把碗拿出放温，吃梨喝汤。

因为川贝性凉，味甘平，入肺、胃经，具有润肺止咳、化痰平喘、清热化痰的作用，因此加入梨以后，润燥的效果更好。

这个方子我也常用。曾经有个大人，感冒后咳嗽不止，持续了快 2 个月，我就给他用这个小方法，结果 3 天就不咳嗽了。

但是，大家一定要记住，感冒后一般寒邪残留的居多，有热邪残

留，往往是这个人的体质偏热，或者最近上火了，或者夏秋天气燥热、冬天北方暖气燥热等。

把这两个方法放在一起讲，就是要告诉大家，中医对每种病都会分出阴阳的。因此，大家一定要有这个概念，不能一见咳嗽，要么就是川贝炖梨治一切咳嗽，要么就是烤橘子治一切咳嗽，用一个方法来处理一切情况，那就犯错误了。

17. 孩子有寒热错杂的咳嗽，吃花椒炖梨

有的时候，因为用药比较杂乱等原因，在感冒过后，孩子的身体并不是处于一个严格的寒或者热的状态，而是寒热错杂，就是寒与热并存的状态。这个时候，我们可以用一个叫"花椒炖梨"的中医小方法来调理。

　　配方：雪梨 1 个、花椒 30 粒。
　　做法：雪梨去核，切成小块，放入花椒、2 杯水、冰糖一两块同煮，开锅 10 分钟即可。喝汤，每天早晚餐后各饮用 1 次。

这个方法过去叫"刺猬梨"，是把梨扎 50 个孔，每个孔里面塞入

1 个花椒，然后用面裹上，煨熟，吃梨。后来，我们把它改良，变成了把梨切块煮熟，然后吃梨喝汤，这样就非常便于大家操作了。

这个方子也适用于成人。以前我的一个朋友，感冒之后咳嗽了很多天，严重影响了工作，她说无论去哪里，大家都躲着她。因为当时正有禽流感的病例，她那么咳嗽，大家都心存疑虑。我就把这个方法告诉了她，结果 2 天以后她的咳嗽居然基本痊愈了。我在微博里面公布这个方子后，也有很多家长给孩子用过说效果很好。

为什么此方会这么见效呢？

原来，方子里面的花椒，性味辛热，温中散寒，有振奋身体阳气，祛除外寒的作用；而梨具有凉润的作用，一方面可缓解花椒的温燥，保护津液，另一方面又润燥止咳。它们配合起来，一凉一热，寒热并调，这就是为什么很多朋友用后反映它效果很好的原因。

18. 白萝卜水是良药，调理小儿咳嗽有奇效

这一节，我再教给大家一个非常好用的食疗武器来战胜孩子的咳嗽，那就是白萝卜水。

有的家长会说："天啊，就是那个白萝卜吗？它居然还能治疗咳嗽？"

是的，萝卜在中医里面叫莱菔，萝卜籽就是一味著名的中药，叫莱菔子，专门用来化痰散结的。而萝卜，中医认为它有消食化滞、宽中理气、清热生津、顺气化痰的作用。

因此，各位千万不要小瞧我们每天吃的食物，我们的老祖宗，早就总结出了各种食物的各种作用。在古人眼里，这些食物，绝对不仅仅是填饱肚皮的填充物，它们都有自己的性味归经，是可以调理我们身体的。这样的智慧，是每个妈妈都要学习的，可以用来保护孩子的健康。

记住，白萝卜调理的是热证的咳嗽，也就是说，孩子的体内有热时，有两种情况可以用：

第一，如果咽喉肿痛，舌质红，脉搏快，咳嗽痰是黄色的，此时白萝卜水为辅助调理方法。

第二，如果干咳无痰，口干口渴，咳嗽频频，此时单独用白萝卜水即可，为主要调理方法。

对于燥热咳嗽，或者感冒热证，可以使用白萝卜汤来辅助调理。而那种刚刚感受风寒的咳嗽，则适合用烤橘子等方法。

那么，这个白萝卜水怎么制作呢？

配方：白萝卜1根。

做法：1. 把白萝卜洗净，切四五块薄片。

2. 把白萝卜片放入小锅里面，加水，淹没萝卜片，待大火烧开后，再改用小火煮5分钟即可。

3. 水稍凉后，可以给小朋友喝。同时，白萝卜片煮后也变得非常软，如果孩子2岁以上，可以给孩子慢慢地嚼，一点点吃下去；2岁以内的宝宝可以只喝这个白萝卜水。

一般每天可以这样做3次，连着喝3天，会起到很好的效果。

为何这个方子会有效果呢？

原来，现代研究认为，白萝卜含芥子油、淀粉酶和粗纤维，具有促进消化，增强食欲，加快胃肠蠕动的作用。中医理论也认为白萝卜味辛甘，性凉，入肝、胃、肺、大肠经，具有清热生津、凉血止血、下气宽中、消食化滞、开胃健脾、顺气化痰的功效。

为何孩子咳嗽，喝白萝卜水会有效呢？

是这样的，孩子之所以有外感咳嗽，一部分原因，是孩子喂养得太好了。比如，几岁的孩子，每天吃了过多的肉，导致了积食，出现了脾胃功能的障碍。中医认为，脾从左升，胃从右降；肝随脾升，胆随胃降。心肺居上，随着胃气下行，如果胃气被积食所阻滞，则肺胃不降，心火炽热于上。这样，稍微有点儿外邪，就容易化热，上焦就容易出现热证。

所以，您会发现，那种非常喜欢吃肉的孩子，稍微有点儿外感，第一个出现的症状，就是扁桃体发炎肿大。这就是典型的热证。因为热，所以容易津液匮乏。故这样的孩子，有的时候咳嗽会无痰，出现燥咳。

而白萝卜此时可以消食顺气，让肺胃之气下行，这样就可以解除上焦的积热，给身体以恢复的机会。

那么，什么时候用白萝卜汤？有两种情况可以用。

一种情况是在热证感冒的时候。比如，咽喉肿痛，咳出的痰是黄色的，发烧，舌苔比较厚等等，都是外寒里热或者里热的情况。

此时，该用什么解毒的药就用什么药，而白萝卜水，是辅助使用的。您千万别在孩子高烧不退、咽喉红肿的时候，什么药都不给孩子用，就给他喝白萝卜水，然后说："怎么没有效果呢？"

如果在服药治疗外感的同时服用白萝卜水，可以使得积食消散，令气机下行，最终达到清咽利喉的作用，这样非常有利于身体驱除外邪。有一次，我自己咽喉肿痛，在服药的同时，就是辅以水煮白萝卜片，喝汤，然后慢慢细嚼白萝卜片。那次外感就恢复得非常快，咽喉肿痛也很快消失。

第二种情况是使用白萝卜水的主要战场，就是在外感基本已经过去，或者外感不严重但咳嗽却比较频繁的时候。此时，这种咳嗽是干咳无痰，孩子感觉有热，口舌干燥，声音嘶哑，口渴想喝水，口中有腐败的味道，胃口不佳，这是肺胃积热、燥热伤津的症状。这个时候是喝白萝卜水的最佳时期。此时喝白萝卜水，可是消除积食、化热生津，给身体恢复的机会。

曾经我邻居家里的小孩子每天晚上咳嗽连连，干咳无痰，我判断不是寒证，于是建议家长给孩子喝白萝卜煮水。结果两天后，家长就告诉我，孩子的咳嗽基本消失了。

我每次看到孩子家长在网络上问我"孩子总是咳嗽，该怎么办"的时候，我都会深感遗憾，因为我们有太多的食物可以解除孩子的咳嗽，不让孩子的健康受到威胁。如果家长学会了什么时候该怎么用，就不会在网络上绝望地四处问了！

我估计，还是会有家长问我："罗博士，我还是无法判断寒热，不知道到底该不该用白萝卜水啊？"我觉得，像白萝卜这样平和的食物，您平时吃饭的时候也没有分寒热就吃了，不是也好好的吗？因此，给孩子吃也不必担心啊，当作这两天吃萝卜，就可以了。

一般情况，在孩子咳嗽的时候，只要孩子不是流着清鼻涕，打着喷嚏，浑身发冷的受寒状态，您都可以试试这个白萝卜水，一定会有辅助的调理作用。

19. 秋天孩子受凉燥后咳嗽怎么办

秋天的时候，天地之气不断收敛，气候变得干燥，清代的医学著作《医学传灯》说道："一交秋分，燥金司令，所起之风，全是一团燥烈之气，干而不润。"中医的经典著作《黄帝内经》里面更是早有论述——"燥胜则干"。

在咳嗽里面，有一种是比较特殊的，就是"燥咳"。燥是秋天的主气，秋天对应的病就叫燥。

燥是怎么来的？是寒导致的。夏天天气很热，一到秋天，站到树荫底下，风一吹，皮肤有点儿凉了。这个时候，我们感受到的就是凉燥。天气从夏天的热，骤然间过渡到了秋天的凉，人体的津液开始往回收了，收敛的时候寒邪直接侵袭到我们的肺，表现出来就是津液出不来，鼻腔干干的，一点儿鼻涕也没有，痰可能也没有，干咳。

这时候还有一些比如怕冷怕风，打喷嚏，但没有鼻涕，风像是直接洞穿鼻腔一样的风寒束表的症状。如果有了这些，那么很可能就是受凉燥了。

对付凉燥，不能用滋润的方法。很多人错误地以为，只要是干燥，就可以用滋润的方法，所以会用秋梨膏、石斛等润燥的药物。但是，我们真正应该做的是温暖身体，让津液重新回到体表。

调理凉燥的小方法有哪些呢？

刚进入秋天，如果我们发现孩子开始有微微的咳嗽，但没有痰和鼻涕，那可以用温热的方法帮助孩子往外发寒，这叫辛散。一散，津液就出来了。比如可以给孩子喝点姜汤、紫苏叶水，把孩子身体热过来，把寒邪从体表散出去就可以了。

在感冒的第一个阶段——外寒阶段所能使用的方法，在这时都可以用（参见第3章中的紫苏叶熬水或泡脚等方法），只要身体暖过来了，津液重新回到体表，那么凉燥就会消失了。

20. 秋天孩子受温燥后咳嗽怎么办

凉燥过去几天后又会进入另一个阶段。这时，早晚很凉，中午特别热。有些孩子到外面一走，会感觉秋阳似火，莫名燥热。这就是温燥，也叫热燥。但是，这并不代表热邪已侵犯了孩子的身体，只是孩子感受到了气温的差别而已。

实际上，被温燥所伤的时间不在中午，是在早晚，只不过是在中午的时候表现出来。

孩子之所以受温燥所害，是因为一下从热的气候进入到凉的环境中，来回折腾几次，病就来了，但身体却感觉很燥；觉得是受了热，其实不是这样的。

比如说刚从阴凉的树荫里走出去，出汗了，又回去乘凉。如果在冷气十足的商场及燥热的室外走里外一个来回，汗刚要冒出来，就又回去了，没多久就会发现鼻子里开始发干，这就是寒邪惹的祸。只不过因为此时白天非常热，人体的津液又不足，所以发病的状态表现为热证。

孩子遭受到温燥有什么表现呢?

1.孩子的舌质会变红,同时口干口渴,想喝凉水。

2.心里烦躁,大便干燥,鼻腔也会干燥,甚至会出现血丝。

3.咳嗽时没痰,是阵阵的燥咳。如果有痰,也是非常少量的黏稠黄痰。

4.脉搏比平时快,甚至会出现阵阵低烧。

如果孩子出现以上这些症状,家长基本可以判断这就是感受温燥了。调理温燥的小方法有哪些呢? 可以使用川贝炖雪梨来辅助孩子调理身体(具体做法参照本章"感冒快好时孩子仍有热咳,吃川贝炖梨"一节)。

中医认为,梨味甘,性凉,入肺、胃经,具有生津、润燥、清热、化痰的作用,适用于热邪伤津等症。川贝也是寒凉的药物,具有化痰止咳、清热散结的作用。

川贝炖雪梨对调治燥热之咳的效果非常好。北方的冬天,家里都有暖气,有时候暖气非常热,也会引起温燥,这时也可以服用川贝炖雪梨。

北京的商场里会卖一种老北京特产,叫秋梨膏,家长也可以买回来,给孩子冲水服用,润燥效果也不错。

21. 深秋时孩子咳嗽怎么办

深秋的时候，天气开始变冷，马上就要到冬天了，风吹起来很冷，这时候身体也会感觉干燥，因为津液都收敛起来了。不过，这不是温燥，而是凉燥。

很多人都会陷入一个误区，以为只要是秋天，患的就是温燥，所以不少健康提示针对这种干燥症状，给出的都是秋梨膏、沙参、麦冬等凉润的药物。其实这是不对的。

秋天有凉燥，也有温燥。深秋的时候，一般患的是凉燥。这时候，川贝炖雪梨一类的凉润药物是不能服用的。如果错误地服用了，就会导致寒邪被闭在体内很难出来。结果往往是孩子的咳嗽迁延不愈，甚至一个冬天都在咳嗽。

此时的症状，与初秋时的凉燥差不多，都是怕风怕冷，没有鼻涕或者是少量的清鼻涕，鼻腔里面干燥，嗓子干燥，舌质不红，打喷嚏等。除了及时求医外，家长也可以使用风寒感冒外寒阶段的那些方法，及时驱散寒邪，这样津液重新回到体表，就不再干燥，身体也会温暖过来了。

因为凉燥带孩子去看中医的话，医生往往会开出一个叫"杏苏散"的方子。这是清代名医吴鞠通在《温病条辨》里面提出的方子，专门治疗凉燥的咳嗽。

方子由紫苏叶、半夏、茯苓、前胡、桔梗、枳壳、橘皮、杏仁、甘草、生姜、大枣组成。基本都是散寒宣肺的药物，对于调治凉燥咳嗽的效果非常好。此方还被收录在中医的《方剂学》《中医内科学》《温病学》《中医儿科学》等教材中，是每个中医学生都会开的方子，父母可以在医生的指导下应用。

22. 孩子咳嗽快好的时候给他吃怀山药

当孩子的外感被清除之后，咳嗽也会随之趋向痊愈。但是我们要记得，在论述感冒的时候，我们说最后一个阶段应该注意什么？补脾。之所以有外邪来袭，一定是孩子的脾胃功能不足引起的正气不足所致，因此，为彻底防治咳嗽，一定要给孩子补脾调理。

这个时候，我给家长们介绍的是怀山药。怀山药是补脾的，效果很好，又是食品，当孩子的咳嗽最后只差一点点就痊愈的时候，此时正是身体脾胃之气不足，只差最后一把力就把邪气顶出身体的关键时刻，我们可以抓紧时机，帮孩子身体一把。

我曾在一个电视节目里面讲过怀山药水的作用，后来就有家长给我留言，说孩子感冒后咳嗽，她按照我说的方法做了，结果一次就解决了问题，我听了非常高兴。

下面，我就给家长们介绍一下怀山药水的具体做法。

配方：怀山药30克（5岁以上孩子的量，小儿酌减）。

做法：熬水代茶饮，连服两三天即可。

叮嘱：1. 这个怀山药，必须是药店买的干品，不是菜市场里面的山药。

2. 一般我们给孩子喝的是山药熬好以后的水，如果孩子大便不成形，可以连山药肉也吃掉；如果孩子大便干燥，则千万不要吃山药肉，仅喝山药水即可。因为山药有固涩大便的作用，此时如果大便干燥严重，甚至需要在煮山药水的同时，去药店买6克的杏仁放入一起煮，杏仁有通肺气利便的作用。

把脾胃之气补足，让身体自己最终把邪气祛除出去，这是一个非常好的思路，这也正是为什么古书上说山药可以止咳喘的原因。当然，并非山药有直接的止咳喘的作用，而是它让我们正气足了，身体自己恢复了。

第 7 章

父母是孩子最好的心理医生

生活中，我们常会发现一个奇怪的现象，就是很多家庭一家人的表情、健康状态等都非常相似，而且往往会患同样的病。

孩子来到世上，最初是一张白纸。家长给他美好的东西，他这辈子就会健康、幸福；反之，常常传递给孩子的全是负面情绪，那么孩子从性格到身体都会出现问题。这怪谁？怪家长。要让孩子健康，父母首先要管理好自己的情绪，这样才能让孩子心理上不受传染，并避免由此带来的身体疾病。

1. 不注意孩子的心理健康，
可能会引发器质性病变

古人认为，家长只要保护好了孩子的脾和胃，孩子的健康基本就没有太大的问题。因为古代孩子的生活比较简单，一般不会有心肝之火。但是，在现代社会，生活节奏太快了，孩子的学习压力太大，如果家长不加注意，孩子稍微大一点儿就会出现心肝之火。所以，在最后一章，我来跟父母谈谈孩子的情绪问题。

当然，这些内容并不是父母要教给孩子的，而是家长自己需要学习的。做父母要先把自己的人生活明白了，才能言传身教，让孩子从小就培养出一个好的人生观。这样一来，无论在什么年龄，他们的心肝之火都不会太大。

很多人认为，情绪失常不会对生理上造成什么很大的影响，其实，这是非常错误的观念。**一个人情绪不好，不仅会影响心情，甚至会给身体带来器质性病变。**

中医认为，肝的一个功能就是主情绪的疏泄，如果人的情绪出了问题，就会影响肝的功能，中医管这叫"肝气不舒"。肝气不舒会引起各种疾病，比如肺系统的病。因为五行里肺属金，金克木，而木对应的脏器是肝脏。因此，一个人如果肝火太旺的话，反过来会"欺负"肺脏——"反侮肺金"。用现代医学的术语来说，肝火太旺就会影响呼吸系统的功能。

有个女孩患了一种叫肺淋巴管平滑肌瘤（PLAM）的病。据北京某大医院的医生讲，他们很少遇到这种死亡率很高的病，目前医学上没有什么好的治疗办法。她来找我咨询的时候，我发现她有很多肝气不舒的诊断指征。追根溯源，我才知道发病前她由于工作和感情上的诸多不顺，情绪一直非常不好。还有一个女孩患了阻塞性肺病，西医认为她是呼吸系统里长东西了。到我这儿一问，我发现原来是她发病前感情出了很大问题。

有些孩子的咳嗽总不见好，怎么给他宣肺止咳都不管用，结果稍微一泻肝火就好了。为什么？因为孩子长期以来情志不畅，殃及到了肺系统。

情志不畅还会引起什么疾病呢？在中医看来，"肝木横逆克脾土"。因此，情绪失常还会引起消化道系统的问题。另外，现代医学也认为情绪不好会抑制自主神经的功能。因为内脏，尤其是消化系统是受自主神经支配的，如果自主神经被抑制了，就会引起内脏系统，特别是消化系统的紊乱。

医学领域拿动物来做试验，研究消化道溃疡的问题时，就是用电刺激小白鼠，使小白鼠长期处于恐惧状态中。而过一段时间，研究人员把这些小白鼠一解剖，发现它们都出现了消化道的溃疡。

在中医里，"肝为万病之贼""肝为五脏之贼""诸病多生于肝"，其实，这并非说肝有多么多么的不好，而是说情绪失常对人身体健康的不良影响。

在当下，心理失常已成为严重影响人生命健康的重要因素了，但可能很多人还没有意识到其严重性。**现代社会，人们生活和工作的压力都非常大，一些父母自己的心态不佳，这样就对孩子有潜移默化的影响。**

很多家长把自己人生的不顺转化成压力给了孩子，导致孩子身心出现问题。比如我就遇到过一位家长，她曾经有过音乐梦想，但是因为生活所迫放弃了。但她把这个梦想强加给自己的孩子，逼孩子从小练琴，给了孩子非常大的压力。对此我不禁要问：您有什么权利替孩子决定他的一生呢？还有的家长把工作上的烦恼带回家，每天在家里表现得非常恶劣，让孩子遭受莫名的怒气。孩子生活在这种环境中，他的情绪能正常吗？

我发现，在找我咨询身体健康问题的人里面，不管是大人还是孩子，有 70% 以上人的身体问题，其实都和情绪不良相关。所以，帮助孩子协调情绪，引导孩子管理情绪，对家长来说是一件尤为重要的事。

2. 为什么一家人常生一样的病

生活中，我们常会发现一个奇怪的现象，就是很多家庭一家人的表情、健康状态等都非常相似，而且往往会患同样的病。

可以这样说，很多疾病，遗传只是一方面因素，另一方面是因为他们一家人的各种生活习性相近，情绪易相互传染，所以，大人得的一些病，孩子也容易患上。心理学管这叫集体潜意识，甚至有部分心理学家认为潜意识会遗传。其实这不是遗传，就是情绪传染引起的身体病变反应。

孩子来到世上，最初是一张白纸。家长给他美好的东西，他这辈子就会健康、幸福；反之，家长如果常常传递给孩子负面情绪，那么孩子从性格到身体都会出现问题。这怪谁？怪家长。

我们常说教育孩子要"言传身教"。其中"言传"固然不能少，但孩子小时候，"身教"比起"言传"来说更重要。

孩子还小，你教的东西他大多似懂非懂，甚至可能一点儿兴趣都没有，可能只吸收了 2% ~ 3%。因此，家长要先通过自己的正确行为来引导孩子。

生活中之所以会有那么多人因为情绪而生病，说明有很多家长都没有看清这个世界变化的规律，还不能正确处理身边的变化。成人都不能正确处理情绪问题，甚至因此而出现了身体问题，孩子长期和这样的父母生活在一起，毫无疑问会被传染到。

要让孩子健康，父母首先要管理好自己的情绪，这样才能让孩子心理上不受传染，并避免由此带来的身体疾病。

3. 情志失调会带来什么严重后果

中医认为，如果一个人经常情绪不佳，肝气不舒，就会给身体带来各种各样的功能性病变或者器质性病变。因此，对孩子情绪的关怀是父母在孩子成长过程中必须要做好的功课之一。

中医认为，人有"喜、怒、忧、思、悲、恐、惊"七情。这七情实际上是我们正常的情绪。要说某个人从没喜悦过，从没忧伤过，这是不可能的。但中医又认为七情致病，因为七情一旦过度，就会导致身体失调，形成致病因素。

"喜"太过，气就会涣散，容易伤"心"。比如范进中举后大喜，突然就疯了，现代有的人一中彩票就晕过去了。

怒则气上，容易伤肝。为什么"怒发冲冠"？一发怒，气往上冲，脸通红，眼睛也通红，头上的帽子好像也被这股怒气顶起来了。

忧则气聚，容易伤肺；思则气结，容易伤脾。气聚在一起还不够，还要结在一起。

悲则气消，也容易伤肺。悲伤的时候气就在泄，人就感觉没力气。

恐则气下，容易伤肾。恐惧的时候气往下走，比如突然一惊恐，很多人会大小便失禁，原因就在于此。

惊则气乱，突然一受惊，气就在体内到处乱窜，也容易伤心。

对现代人来说，气机的紊乱差不多我们每天都要经历。比如说业绩下滑了，忧虑重重；被领导批评了，心中惶恐不安；被客户投诉了，又要思考、提出新的方案；季度奖金的额度超过了预期，喜形于色；结果又被客户投诉，惊又开始了……

4. 从三五岁就教孩子养心

现代人每天都生活在不同的压力中，情绪起伏波动，在喜、怒、忧、思、悲、恐、惊这七情中不停轮转，这就导致了诸多疾病的产生和迁延不愈，而这些靠外药是断不了根的。怎么办呢？很简单，学会养心！坚持养心！

如果您的孩子只有三五岁，那我要恭喜您，您一定要抓住这个最好的时机给孩子讲有关养心的内容。因为孩子在这个时间段才有可能全盘接受你讲的东西。你告诉孩子什么，他就会深信不疑，根深蒂固地植入自己的意识。

我妹妹的孩子才 3 岁，我让妹妹赶快教她背《弟子规》，于是妹妹就开始教她，结果小朋友背得很快，简直是个小录音机！

等到孩子有了自己的独立意识以后，想要说服他很困难。你跟孩子说："你看有没有道理？"他会回答没有道理，甚至，他的房间也不会让你进去，你只能跟他协商，跟他沟通。上学以后，孩子一门心思扑在学习上了，更没人讲养心了。

人一般都是在什么时候对养心开始感兴趣的呢？等到毕业以后，三十多岁了，走上了社会，人生碰到挫折了，自己去看哲学书，突然感觉对自己有所启发，可此时已经走了好多弯路了。

那到底要教给孩子什么东西呢？家长先别忙着教给孩子什么，首先家长自己要知道、明道、悟道。

5. 慈悲心能克制影响孩子身体的各种坏情绪

我前面讲到，七情太过，会让身体里正常运转的气紊乱，导致人出现各种不舒服的症状，那怎么才能控制好七情呢？我的心得是，用慈悲心！

我 37 岁到北京中医药大学读博士，这个时候，同龄的人都处于事业上的丰收季节。很多朋友来学校看望我时，都跟我说："我们已经赚够钱，准备退休移民加拿大了，在加拿大风景秀美的地方买了房子，每天望着远处的雪山，抽着雪茄，体会人生呢。"我开玩笑说："你们再也别来看我了，你们来基本上就是干扰我学习了。"

在读博士的两年里，我还在学校里看古书，一页一页地翻，一个字一个字地读。可是这么读完，前途在哪里呢？我也不是很清楚。而朋友们却告诉我，他们都已打算退休了，都将移民国外了。说真心话，前后一比较，那时候我的心很着急，会想：天哪，什么时候是头啊？未来的前途在哪里？

现在回想起来，其实我当时没有悟道，虽然知道自己的专业知识和技术提高了，但是人生方向在哪儿还不知道，所以一直很焦急，总是处在一种困苦的状态中。

有一次我到中日友好医院附近散步，正是晚上，一进去，看到满院子好多推着轮椅的患者家属和患者，满面愁容，特别痛苦。我抬头一看，正好远处是鉴真大师的雕像，目光特别慈悲。当时我的心里一下明白了自己为什么要在这么大的年龄重新回到学校孤独地读书的原因，原来学医是为了找到方法去解除患者的痛苦，不是为了移民海外，过上望雪山抽雪茄的日子。在患者的痛苦面前，我个人小小的七情简直微不足道！这么一想，原来的怨恨、消极立刻都烟消云散。

这个心得我跟很多朋友都分享过，他们经过实践也印证了这个道理：一个人，一旦心中有了慈悲心，那影响我们身体健康的七情就会没有立足的空间。

慈悲心是什么？慈悲心就是对他人的悲悯、慈爱之心。中国古代儒家思想里面最核心的"仁"，就是慈悲心的另一种描述。

慈悲心会派生出来其他一些重要的品质，比如说信任、宽容、同情心、同理心、平等心、谦逊、感恩之心等。如果没有慈悲心的话，我们很难具备这些让身体和心灵受益无穷的重要品质。要知道，人从小到大的观察力、创造力、学习能力等都是受慈悲心支配的，只有与它相结合，才能焕发出强大的正能量。如果与不好的东西结合，比如贪婪，那所有的想象力、创造力都会走向负面，害人害己不浅。

为什么很多时候教育的效果不好、效率很低？因为如果不在主要的方面下功夫，在枝节上花费再多的心思也无济于事。对一棵树来说，如果树根得不到足够的养分，就无法枝繁叶茂、结出好果实。慈悲就是树根，只有慈悲深植孩子心里，才能开出绚烂花朵。

培养孩子的慈悲心，并不意味着我们要让孩子把主要精力花在学雷锋上面，关键是，在孩子的任何活动中，做父母的要知道教育的方向和侧重点在哪里。

比如说，在培养孩子各种能力的过程中，我们可以培养他的爱心、信任（对老师、作曲家、乐器等的信任）、感恩心、诚实等各种品质，同时，需当心不要传达功利的动机、扭曲的价值观、自私、苛刻、攀比、自怜、自卑、厌恶、抱怨，甚至仇恨等负面信息。

很多家长不明白这个道理，结果使得孩子的学琴过程变成一个痛苦的过程。好的品质没有培养出来，阴暗的心理却出现了很多，才会出现开车撞伤路人后，再上去补几刀的极端例子。

6. 爱帮助人的孩子不生病

孩子的所有品质都是在具体活动中培养起来的。家长的作用就是，自己有清晰的认识，然后为孩子把握方向。我们要想让孩子有慈悲之心，首先要教会孩子为他人着想，学会利他。"利他"的价值观对孩子的人生有用吗？

日本的企业家稻盛和夫创造了两家世界五百强企业。他七十多岁的时候，日本政府请他出山，说是日航亏损，恳请他来挽救日航。稻盛和夫答应了，结果扭亏为盈。他怎么做到的呢？

稻盛和夫的书里面，开首第一条经营法则就是"利他无我"。他说："创办企业的时候，每天晚上问自己，是为自己的利益吗？如果是，那就赶快停住，不要办了，一定会失败的。"最后他确定答案——"我不是为了自己，而是为了公司员工的福利，为了公司员工家庭的幸福，为了日本人民的幸福去努力。"他创办京瓷集团的口号就是"为了减少日本人打电话的费用而奋斗"。

作为家长，一定要明白"助人者，人亦助之，天亦助之"的道理，进而一步步地修炼自己，如此才能让孩子信守奉行，一点一点地受益。

　　有法师曾说过一杯水和一条河的区别：当你想自己的时候，你的心胸像一杯水，负面情绪就像一把盐。把盐放到水里边，咸得发苦，这杯水能喝吗？可是当你的心宽阔得像河一样的时候，再撒一把盐进去，河水的味道不会有任何改变。这说明什么？心胸宽广了以后，什么负面情绪都在心里面存不住。这样自然身体就会远离疾病的伤害。

　　心胸宽的人幸福感强，会少得病，因此，家长一定要在生活中一点一点地教孩子培养慈悲心的境界。这也正应了孔子的一句话："仁者寿。"仁慈的人，才能真正地长寿。

7. 你的孩子有多少恻隐之心

　　如果一个孩子拥有慈悲心，还会激发他别的很多重要品质，比如恻隐之心，又叫"同理心"。

　　古代的先贤特别重视人的"恻隐之心"，孟子说"恻隐之心人皆有之"，恻隐之心是"仁之端也"，他认为一个人如果没有恻隐之心，就是"非人也"。

　　恻隐之心对孩子来说有多重要呢？它会让孩子处于一个特别幸福的状态。孟子曾经讲过一个故事，说一个孩子如果掉井里去了，大家都会本能地去救他，不是为博得名誉，也不是为了与孩子的父母交友，更不是因为讨厌孩子的哭声，而是人类的本能，是人心最善良的那一点使然。

每个人心里都有善念，我们帮孩子把它启发出来了，孩子将来就活得幸福；我们把它给压下去了，孩子将来就活得痛苦。

央视的记者柴静采访药家鑫的父亲那期节目，我看了以后很震惊。药家鑫被枪毙的前一天晚上，他父母前去探望。药家鑫跟他父母说："我早一天走，早一天投生，你们晚投生，将来做我的孩子吧。因为我欠你们养育之恩，我要报答，所以我来照顾你们。"

其实没有一个孩子天生就是坏人，药家鑫生下来也有善念，但为什么被泯灭了呢？是不恰当的教育造成的。他的家长培养他学钢琴，逼着他学。据说孩子一边哭一边弹，只要弹不好，就会遭到惩罚。

学琴是为了培养孩子美好的品质，技巧是次要的。如果家长不明白这种主次关系，只关注次要的素质，而忘记培养孩子最重要的品质，结果就会适得其反。药家鑫为什么会在撞了人以后再捅对方几刀？因为不知道这件事该怎么跟他的父亲交代。这是一种本能。家长的教育泯灭了孩子的恻隐之心，所以这个孩子的教育是失败的。

有一天，我去楼下散步，看到一位老奶奶带着一个孩子。这个孩子在做什么呢？踩蚂蚁。孩子看到密密麻麻的蚂蚁，本能的反应就是用脚不断去踩，觉得很痛快，而奶奶这时却笑嘻嘻地看着孙子。我觉得，在这个时候，家长就要启发孩子的恻隐之心："你是生命，蚂蚁也是生命，它也有家，它们会分工出来找东西吃，喂小宝宝，有好多工作要做的。你把它们踩死了，蚂蚁宝宝怎么办？"

人类和世间的生命万物都是平等的，所以它们有危难了，我们要同情它们，给予力所能及的帮助，这是恻隐之心。从佛教的观点来讲，我们跟万物都是一体的。你对大家好，大家也会对你好。我们但凡做一点儿恶，比如说，随手将塑料袋一扔，保不齐这个塑料袋污染了的土壤，哪天种出来的菜就送到自己的嘴里去了。如果每个人都随手扔塑料袋的话，那么我们每一个人吃的蔬菜全都是塑料袋土壤种出来的。

小孩踩蚂蚁的时候，就是个特别好的教育机会。如果不阻止，就等于是培养了他恶的品质，他会认为：因为我有力量，我就要欺负这些弱小。等孩子长大了，这种品性就会在与人相处中表现出来，自然地，别人也会对他表现出类似的行为，让孩子处于一种恶性的生存竞争环境里。

家长对孩子恻隐之心的教育不应该只停留在说教层面，更多的是要用平时点点滴滴的想法和做法去感染孩子。如果我们自己连很多细节（比如踩蚂蚁）都不注意，那就别指望能教好孩子。

有恻隐之心的孩子将来长大了，做事公平、对人友善、乐于助人，也会遇到很多贵人相助的。我们在生活中不难发现这种现象：曾经有一次你随手帮了一个人，你都忘了，但日后的某一天你遇上点儿难事，很奇怪地，那人就出现了。

只有让孩子不断接受、强化这些正向的能量，孩子的负面情绪就会少很多，这样才能真正做到心理和身体都健康。这样的健康，才是长久而切实的健康，是我们追求的身、心、灵层面上的完整的健康。

8. 如何让孩子明白"自己不想要的，不要强加给别人"的道理

《论语》中，子贡问："有一言而可以终身行之者乎？"子曰："其恕乎！己所不欲，勿施于人。"这段话的意思是说，子贡问孔子，如果有一句话、一个字能够让你终身去执行，并且能让你变成一个君子，那这个字或这句话是什么？孔子说：如果是一个字的话，那就是"恕"；如果是一句话，就是"己所不欲，勿施于人"！

孔子非常推行恕道。恕道，从正面来讲，是推己及人；从反面来讲，是己所不欲，勿施于人。就是自己不想要的，不要强加给别人。恕道是基于慈悲心而来的。其实世界上大多数的冲突，都是因为双方视角不同而引起的。消除这种冲突最根本的办法就是换位思考。就是孔子讲的"己所不欲，勿施于人"。

有个笑话，一个婆婆跟邻居说："我那个儿媳妇，好吃懒做，睡到中午，家务事也没做，还让我儿子煮东西送到房里去，真是太过分了！"邻居又问她："你女儿出嫁后过得不错吧？"这个婆婆回答说："对啊，过得很幸福呢！大家对她都非常好，也不用做家务事，假日到处去玩，也可以睡到中午，女婿还会煮东西送到她的房间！"

世界上有很多婆婆都是如此，所以婆媳关系是非常难处理的。但如果每位婆婆都能做到将心比心，换位思考一下："原来我没有真正把她当自己的女儿。如果我真正把她当自己的女儿，结果又会怎么样？"

这样所有的问题都称不上问题了。

"己所不欲，勿施于人"是化解世界上一切冲突的方法，让孩子从小明白这个道理，他们的人生就会幸福很多。

9. 和解的态度能降低孩子的压力

生活中，我们每个人都或多或少地受过伤害。一般伤害过后，消极的做法是怨恨，积极的做法是宽恕。对此，我们都有经验：如果无法宽恕，那么人会继续生活在抱怨之中，怨恨的情绪将一直持续到我们开始宽恕为止。

如果孩子受伤害后，家长能够教他们学会宽恕，那么，孩子未来前行的道路都会变得宽广很多。

有关医学研究表明，长期的愤恨留在心里会损害健康，尤其会对心血管和免疫系统造成很大的影响，而宽恕却能减缓忧郁和焦虑。

一项研究显示，那些受心脏问题困扰的退伍军人在懂得宽恕之后，他们"体内流向心脏的血流量增加了"。

另一项针对儿童的研究表明，和解的态度能降低孩子的压力，让孩子生活得更快乐。

我们都曾亲身体会过愤恨情绪对身体的伤害。一般回想起自己受伤害或设身处地去想象他人受伤害的过程时，我们都会感到心跳异常，热血奔涌。

网上有一个叫刘善人的视频，不少人看后都引起了强烈的共鸣。刘善人是个地道的农民，小学文化。年轻时重病在身，后来经人指点，学习传统文化，认真修心修身，结果一身的病都好了。以后的数十年里，他一直致力于给大家讲病。

刘善人说过，仇恨的情绪对人健康的伤害是不可思议的。比如说，一些离婚的家庭，妈妈告诉孩子要恨爸爸、恨奶奶，结果不仅在孩子心里种下了仇恨的种子，最终还使孩子生病了。他说这叫父母给孩子送"毒药"，一旦送了，孩子就接住了。

我很赞同他的说法。实际上每个人的病，或多或少都生自于自己心中的怨恨和烦恼。而宽恕了，放走了仇恨，身体才会好。

按照吸引力法则来看，当人将注意力放在了所受到的伤害上而不是宽恕时，就是在强化这些伤害，将吸引来更多类似的伤害。

对此，我们可以这样理解：当你想着伤害时，你的心里充满怨恨，你也就很难以爱心来对待周围世界。而世界是你的一面镜子，你不能付出爱心，自然也就无法得到爱心；释放仇恨，世界就会返回给你更多仇恨。

10. 孩子跟别人有了冲突，
别急着怨恨别人，先反省自己

在孩子受到的种种伤害中，有一些是纯粹的伤害，比如交通肇事、疾病、被抢劫、被掉下的广告牌砸到等。

而另一些伤害，特别是来自于家庭成员之间、同学、老师等就比较复杂了。如果深究下去，孩子未必就是绝对无辜的受害者，或许孩子在受伤的同时，也伤害了别人。

心理学认为，很多人际间的冲突，双方都有责任。如果我们能把重点放在反省自己、理解他人上，更容易做到宽恕。当你能运用同理心，站在对方的角度去看问题，会发现或许事情不是你最初所想的那样。

比如夫妻俩有矛盾时，双方都向自己的好友倒苦水，我们听每一方的倾诉，都会觉得他或她是受害者。但如果双方能放下自己的那一套陈词，认真地换位思考一下，那他一定能发现自己不是绝对无辜的，至少他能看到自己是怎样一步步地促使事件升级的。

孟子有句话说得好："爱人不亲，反其仁；治人不治，反其智；礼人不答，反其敬。行有不得者皆反求诸己，其身正而天下归之。"

你对别人好，别人对你却并不热情，那你就先反问自己的仁德够不够；你管理别人，别人不听，就去反问自己是否足够有智慧；你礼貌待人，别人并不回应，那你就先看看自己是否真的有敬意；你的行为没有得到预期的效果，就要反省自己。自身端正了，天下人自会归附。

王阳明说："仁者以天地万物为一体，使有一物失所，便是吾仁有未尽处。"

仁爱的人把天地万物看作一个整体，如果有一物失常，便是我的仁爱还有不完善的地方。

所以当你跟人有了冲突，先别急着责怪、怨恨别人，而是要先反省自己。

承认了自己的问题，我们就更容易去宽恕。我们可以先去努力改正自己的不足，然后再看看事情有没有改善。如果凡事都能这样去想，那么事情自然会向好的方面发展。关键是，我们不要等着别人去扭转眼前的局面，不要给宽恕设定条件。宽恕是无条件的，而不是"只有当你怎样，我才去宽恕。"

决定去宽恕可能是个漫长的过程，而从决定到真的放下，能跟对方和解又是一个漫长的过程。完成了，我们就轻松了，也成长了。

宽恕过后，你会发现自己变得很强大，你将体会到巨大的掌控感，你不再被动。你丢掉了伤害，跳出了受害者的角色，变成了自己生活的主宰者。

11. 以德报怨的孩子真强大

宽恕是由慈悲心生出来的，当你真正能做到宽恕对方，甚至宽恕敌人的时候，心里会特别的安宁。

如果可能的话，你还可以去尝试教孩子宽恕的最后一个环节——以德报怨。这是一个完满的句号，可以是宽恕行为的升华，也可以是当你还做不到宽恕时，帮助你看到宽恕的神奇力量的一个做法。

我们生活中每天都会遇到各种各样的负面情绪，这些情绪都是导致我们生病的根源。尤其在现代社会，人际关系复杂，冲突增多，这种负面的情绪也越来越严重地影响着我们的身心健康。怒火会伤我们的肝，心火会让我们焦灼，忧思会伤我们的脾肺。

在这个时候，恕道就是我们的化解工具。

只要学会换位思考，就不至于钻牛角尖，很多事情就会想开，我们就可以改善周围的关系。做到了这些，那些影响我们的负面情绪就会消失，我们的身体才能真正地健康。

因此，家长一定要把这种品质言传身教给孩子。

12. 感恩之心对孩子的健康有重大意义

有研究表明，15分钟的感恩心态就能使神经系统趋向平静、身心达到和谐状态。每天15分钟的感恩思考，能使人体对抗外来细菌的免疫抗体大幅度增加。

因此，培养感恩的心态可以帮助孩子拥有更健康的一生。

感激的心态也是富足和幸福的象征。畅销书《秘密》和《力量》的作者朗达·拜恩相信，感激是最好的祈祷方式，是强大的"倍增器"。因为感恩是爱的最高表现形式。每一次觉得感激，我们就是在付出爱。确实，感恩可以让我们将自己的眼光专注于生活中好的事物上来。当我们时刻在寻找感激的目标时，眼里的世界就会变得更美好。不管是否真的能吸引来更多的好事，已经生活在美好的世界里，不也很好吗？总之，感恩之心可以把你的生活转入一个新的轨道，让你的世界变得更美丽。

尽管我们都知道感恩的好处，可是很多人并没有身体力行地去做。感恩之心究竟要怎么培养呢？

要做到这一点并非易事，因为我们对周围太多有价值的东西熟视无睹，认为自己理所当然地应该享受它们，而很少想过要珍惜、要感谢。试想，我们赖以生存的食物、空气、阳光、水，生活需要的楼房、水电、道路、通信系统、车，以及与我们进行情感交流的家人、朋友，甚至我们的身体、我们的星球、所有文明的成果……这些，就算时时刻刻去感激也不为过。

在澳大利亚，如果你乘坐公交车，留给你印象最深的一定是：每个乘客下车时，都会跟司机说"Thanks"，而司机会微笑回应"Have a nice day！"当然，他们的公交车上没几个人，司机也没那么大的压力。但这种对他人理所应当的服务表示感谢的态度，让人肃然起敬。

很多人都感慨过，英语里"谢谢"的使用频率比汉语里的"谢谢"要高得多，我想这不只是中国人含蓄的缘故。能否对他人的任何微小的恩惠都表示谢意，反映出一个人心灵的敏感度。

说到底，感恩就是一种把自己放得低一些，对周围世界存有一种泛泛的恭敬之心的态度。我们之所以常常想不起来去感恩，就是因为我们很不习惯把自己的姿态放低。心存感激，在有些人看来就是承认自己能力不足，承认自己需要帮助，承认自己得依赖他人、不能独立于他人而存在。而这，又常是我们很不情愿的想法。我们习惯的是高高在上、对一切都有掌控权、自我陶醉和以自我为中心。

《弟子规》里说："恩欲报，怨欲忘。报怨短，报恩长"，这是一句非常简单而又具体的行为指导。加深关系、相互依赖、互惠互利，这些才是我们应该努力的方向。有了这样的想法，才能理解感恩之心的真正含义。

13. 让孩子从知足和珍惜中学习感恩

爱因斯坦有一段常被引用的话："我每天会提醒自己一百次，我的内在和外在生活都是仰赖他人努力的结果。因此，我必须竭尽全力，希望能以同等的贡献回报我从过去到现在自他人身上所获得的一切。"

经常感恩，我们就会更加努力地去回报。而付出越多，我们自然也会收获更多，这样我们就进入一个良性循环。所以说感恩之心能带来更多的美好与富足，也不是没有道理的。

首先我们可以让孩子看清自己与他人的依存关系，看清恩惠的来源，看到他人的付出，学会尊重别人的劳动。

我们小区比较清静，白天在小区里遇到最多的就是保洁阿姨和保安叔叔。记得从女儿能听懂话时起，每次带她在小区里散步，遇到保洁阿姨，我就跟她说："看，阿姨把这里打扫得多干净啊！"这样说了一段时间，后来就不常说了，因为时间久了，保洁阿姨都认识她了，碰见了，女儿有时能主动问好，这些阿姨也很自然地跟她搭话。有时她要去什么地方玩，不等人家问，就无比兴奋地告诉保洁阿姨："我要去公园了！"显然，她把对方当成熟人来分享自己的快乐了。

我想：能让她看到别人工作的价值，尊重他们的劳动，把他们当成熟人和朋友，这就是好的开端。

孩子上了幼儿园，第一周还好，第二周开始有些不爱去。当她跟我抱怨时，我岔开话题说："你应该感谢老师啊，老师也想在家里待着，那多舒服啊，可是老师不能在家，得去幼儿园照顾你们。"她停止了抱怨，想了想，问我："老师家什么样的？"我说那你明天记得问问老师。然后我又教育她一通，老师多么辛苦，要体谅老师，多配合协助老师，别的小朋友哭了，要帮助老师去安慰他们，等等。我想把她的思路这样转移了，能帮助她坚强起来，少一些自怜和抱怨。

这两天我女儿正抱怨幼儿园的饭菜没有家里的好吃。我翻报纸刚好看到一篇扶贫助学活动的报道，其中一个孩子高考考了600分，家里非常贫寒，为了给妈妈省下钱治病，他常常几顿饭都不吃，他从没买过新衣服……

我给女儿念了这篇报道，不知她听懂多少，反正表情凝重，想必是被震撼得够呛，正在同情报道里的孩子。我想等她大了，一定带她去参加一些扶贫助困的公益活动。

其实，与其总是在嘴上唠叨这些，说你如何优越，好像要孩子对此产生负罪感一样，那还不如索性不给孩子提供优越的条件。

14. 所有欲望都得到满足的孩子，
快乐其实是更少的

当了家长以后，我才开始理解其他家长对孩子宠爱的劲头。看着孩子可爱的小脸，我们真是愿意把一切都买来给他，只为了让他能高兴。所以说很多时候，并不是孩子的欲望不好控制，而是家长满足孩子的欲望不好控制。

我不知道有没有专家研究过，是否孩子的物质资源越是匮乏，他就越懂得知足与感恩。但可以肯定的是，所有欲望都得到满足的孩子，他的快乐其实是更少的。

举个简单的例子，小孩都在超市门口坐那种投币的摇摆车。我女儿 2 岁时很爱坐，我跟她规定最多只能坐 2 次。她对这个规定很满意，跟姥姥出去时，她也从不多坐。我看到有些孩子是想坐几次就坐几次，家长丝毫不加限制，我听说有个 5 岁的孩子最多一连坐了 18 次！

这件小事让我发现，其实小孩是喜欢合理的限制和规定的。这些限制和规定会让孩子知道自己的权利范围，知道自己是在一个被大人所掌控的框框里，知道界限在哪，由此他会更有安全感。而一切要求都被满足的孩子，就会有一种迷失感，他可能慢慢地都不知道自己究竟想要什么了。他失去了为得到某些东西而等待、而努力的乐趣。同时，他也真的会对得到的东西不懂得珍惜。

当然，对孩子物质上该满足的还是要满足，关键是要设定限制，并且延迟满足。通过限制，让孩子体会到期待、盼望的感觉，让孩子充分领会事物的价值，帮孩子学会自律、知足，学会珍惜，进而生出感恩之心。

15. 引导孩子多了解各个学科的发展史

我最近翻看过一本由两位德国人合著的书《多重宇宙：一个世界太少了》。书写得很生动，从中我们可以看到历史上科学家们为了科学研究曾是怎样的努力，付出了怎样的代价。过去我还看过一本由一位 80 后才子曹天元写的《上帝掷骰子吗？量子物理史话》，也同样生动有趣。这样的书，对理科感兴趣的高中生大概就能看了。

我想，随着孩子长大，如果家长能逐渐引导孩子多了解各个学科的发展史，让他们看到各门学科发展到今天是多么的不易，看到自己所学的都是前人智慧的结晶，那么孩子就会更加珍视每天所学的知识，心存感激，学习起来态度一定不同。有了这样的视野，那么在感激和敬重之后，孩子自然会想到要去继承，并且努力去探索，自己将来也搞出点儿名堂来。

很多比较西化的家长认为，孩子是可以"没大没小"的，我们跟孩子要平等，不必太强调长幼尊卑。我想这个问题需要我们家长有正确的想法，然后根据具体情况去把握这个尺度。

比如，我女儿最近喜欢在家里玩幼儿园上课的游戏，她当老师，我们是学生，这时她对长辈都可以直呼其名——但是平时不可以。她平时早起要问早晨好，睡前要道晚安，"晨则省，昏则定"。在外遇到熟人都要打招呼，有时，有陌生的路人用莫名其妙的话去逗她，她不喜欢就不予理睬，我也不强迫她答话。这看似不礼貌，但我觉得在她的角度来看，她的反应是很正常的，甚至说明她有分辨能力，所以没必要改正。

跟孩子平等，这同有长幼尊卑的概念并不矛盾。平等指的是人格上的平等，而不是完全平起平坐。正如有位外国教育专家所说，孩子需要的是父母，而不是多了一个玩伴。孩子需要父母位于他之上，处于主导地位。而做父母的重要责任之一，就是把孩子摆在恰当的位置上。如果我们已经把孩子放在了皇帝的位置上，还怎么能指望他去感恩？

感恩之心是强求不来的，但是我们可以通过对平时小的礼节的要求，让孩子习惯于敬重长辈的做法，有基本的恭敬和尊重。

感恩也并不只是对父母的感恩，我们要培养的是前面说过的一种对事物的泛泛的感恩心态。在这个培养的过程中，礼节、仪式都可以起到很大的作用。从这个角度来看，古人拜祭祖先、拜祭天地、拜佛、拜圣贤都是很有意义的。我们拜的是什么？在我看来，是表达对宇宙万物、对佛与菩萨、对祖先、对圣贤的敬意和谢意。

由此我又想到，在很多宗教及文化里，都有饭前祈祷感恩的仪式。现在看，这样的做法也是很有道理的。这样的仪式不仅可以培养我们的感恩之心，同时也可以让我们更健康——我相信吃下受到祈祷和感谢的食物对身体更有益处。

据此，我想我们家长是否可以在自己的家庭里创造一些大家能接受的、可行的仪式，以便有更多机会去把我们的感恩之心表达出来。我们可以在饭前、在周末、在节假日，以自己独有的形式去表达感激，增强家庭凝聚力。

我跟孩子在吃饭时，有时会说起这个食物从地里来到餐桌的过程。平时我们对这些都很少去想，好像超市就是大果园、大菜园，需要什么尽管去摘。

古语说："一粥一饭，当思来之不易；半丝半缕，恒念物力维艰。"就是这个意思，知道了这些食物的来之不易，也就会更加感激那些为此付出劳动的人。心存这种感激之情，你心中的世界，将是无比美好的。

父母养育孩子是尽自己的本分，并不是为了日后的感恩。我们教育孩子要有感恩的心态，并不是为了自己受益，而是为了孩子有个健康的心态。只要父母是无条件地爱孩子，并且不是溺爱，那么孩子自然是会爱父母、感激父母的。

图书在版编目（CIP）数据

让孩子不发烧、不咳嗽、不积食 / 罗大伦，罗玲著
. -- 2 版 . -- 南昌 : 江西科学技术出版社， 2018.3（2023.6 重印）
ISBN 978-7-5390-6217-4

Ⅰ . ①让… Ⅱ . ①罗… ②罗… Ⅲ . ①中医儿科学 –
基本知识 Ⅳ . ① R272

中国版本图书馆 CIP 数据核字（2017）第 331900 号

国际互联网（Internet）地址 : http://www.jxkjcbs.com
选题序号 : ZK2013030 图书代码 : D13041–209

监　　制 / 黄利　万夏
项目策划 / 设计制作 / 紫图图书 ZITO®
责任编辑 / 李玲玲
特约编辑 / 马松
营销支持 / 曹莉丽

让孩子不发烧、不咳嗽、不积食

罗大伦　罗玲 / 著

出版发行	江西科学技术出版社	
社　　址	南昌市蓼洲街 2 号附 1 号　邮编 330009	
	电话 :（0791）86623491　86639342（传真）	
印　　刷	嘉业印刷（天津）有限公司	
经　　销	各地新华书店	
开　　本	710 毫米 ×1000 毫米　1/16	
印　　张	12	
印　　数	115001–122000 册	
字　　数	130 千字	
版　　次	2014 年 1 月第 1 版	
	2018 年 3 月第 2 版　2023 年 6 月第 9 次印刷	
书　　号	ISBN 978-7-5390-6217-4	
定　　价	49.90 元	

赣版权登字 –03-2017-485　版权所有　侵权必究
（赣科版图书凡属印装错误，可向承印厂调换）